HAMBURG

IN

NATURHISTORISCHER UND MEDICINISCHER BEZIEHUNG.

Festschrift

für die

49. Versammlung Deutscher Naturforscher und Aerzte.

Gelegentlich der 8. Jahresversammlung des Deutschen Vereins für öffentliche Gesundheitspflege mit einem Nachtrag versehen.

Unter Redaction

von

F. Andreas Meyer und **J. Reincke.**

HAMBURG.
L. Friederichsen & Co.,
Geographische und nautische Verlagshandlung.
1880.

HAMBURG

in

naturhistorischer und medicinischer

Beziehung.

NACHTRAG.

1880.

Inhalts-Verzeichniss.

Ergänzung zum Abschnitt II.

Einiges über die physicalischen Verhältnisse von Hamburg und Umgebung.

Ebbe und Fluth, Wasserstand und Pegellage.

Seit Herausgabe der Druckschrift von 1876 sind die auf Seite 42 und 43 besprochenen Anschlüsse der Preussischen an die Niederländischen Präcisionsnivellements fertig geworden; es ist dadurch festgestellt, dass der Nullpunkt des Hamburger Elbpegels 3,538 m unter dem Nullpunkte des Amsterdamer Pegels (Amsterdamer Peil) liegt, welcher Letztere auch als Normalpunkt der Preussischen Landesvermessungen angenommen und an der Sternwarte in Berlin fixirt ist. Ein Vergleich der Zahlenangaben über die mittleren Wasserstände bei Cuxhaven (auf Seite 41) mit dem Mittelwasser der Nordsee beim Helder vor Amsterdam (auf Seite 43) würde nunmehr ergeben, dass das mittlere Hochwasser in Cuxhaven um 1,114 m höher, das mittlere Niedrigwasser in Cuxhaven um 1,701 m niedriger bleibt als das Mittelwasser der Nordsee beim Helder vor Amsterdam.

Ergänzungen zum Abschnitt VI.

Die Bevölkerung.

(Seite 162 ff.)

In den Vororten	1866	1871	1872	1873	1874	1875	1876	1877	1878	1879	Zunahme seit 1866	
											Personen	%
Rotherbaum …	8237	5821	6084	6497	9031	10992	11210	12153	12893	13346	10557	128,2
Harvestehude …		5259	5497	5869	4170	4329	4351	4860	5000	5448		
Eimsbüttel …	3082	5404	6096	6663	7349	8440	9802	11526	12641	14647	11565	375,2
Eppendorf …	1517	1959	2058	2182	2419	2656	3046	3343	3852	4065	2548	168,0
Am rechten Alsterufer	12836	18443	19735	21211	22969	26417	28409	31882	34386	37506	24670	192,2
Winterhude …	1242	1609	1612	1787	1911	2067	2172	2438	2574	2655	1413	113,8
Uhlenhorst …	3354	5514	5957	6558	6504	6737	7304	7230	7751	8270	4916	146,6
Barmbeck …	5864	7761	8140	8451	9468	10549	11553	12476	13570	14858	8994	153,4
Eilbeck …	2671	3941	4275	4695	5017	5431	5861	6232	6773	7017	4346	162,7
Hohenfelde …	3878	5312	5739	5986	7146	7819	8505	9456	10003	10426	6548	168,8
Zwischen der Alster u. d. Lübecker Eisenbahn	17009	24137	25723	27477	30046	32603	35395	37832	40671	43226	26217	154,1
Borgfelde …	1942	2530	3064	3266	3284	4450	5104	5515	5727	6213	4271	219,9
Hamm …	3162	4262	4189	4340	5169	5825	6196	6404	6619	6918	3756	118,8
Horn …	1704	1902	1858	2019	2086	2310	2475	2574	2595	2504	800	46,9
Billwärder Ausschlag	3656	6004	6796	7108	7238	8227	8520	9614	10049	10173	6517	178,3
Zwischen Lübecker Eisenbahn u. Elbe	10464	14698	15907	16733	17777	20812	22295	24107	24990	25808	15344	146,6
Steinwärder …	1653	2132	2168	2156	2253	2823	3095	3142	3269	3507	1854	112,2
Klein. Grasbrook.	476	832	812	1064	1204	1117	1176	1366	1478	1481	1005	211,1
Südlich von der Elbe	2129	2964	2980	3220	3457	3940	4271	4508	4747	4988	2859	134,3
In sämmtlichen Vororten	42438	60242	64345	68641	74249	83772	90370	98329	104794	111528	69090	162,8

Als Schlusssatz von 1 (Seite 163).

Mit einem mässigen Zuschlage für das sich ebenfalls städtisch bebauende Marienthal bei Wandsbeck, enthält dieser als »Elbstadt« zu bezeichnende Komplex also 1875 rund 460,000 Einwohner und ist jetzt die Bevölkerung desselben auf mehr als eine halbe Million anzunehmen.

(Seite 166).

Die unter diesem zweiten Abschnitt im Anschluss an die Angaben über den Beruf der Bevölkerung über Handel und Schiffahrt gegebenen Zahlen können jetzt bis 1878 fortgeführt werden. Daran sind mit Rücksicht auf die Fragen der Schiffshygiene, welche auf der diesjährigen Versammlung des Deutschen Vereins für öffentliche Gesundheitspflege in Hamburg zur Verhandlung stehen, einige weitere neue Tabellen über Schiffahrt und Auswanderung angeschlossen worden.

Die Waareneinfuhr mit Ausschluss der Edelmetalle betrug:

Im Durchschnitt der Jahre	Nach Gewicht Ctn. Netto	Nach Werth M.
1846—50	20619794	409182435
1851—60	63911324	1340343555
1861—65	41935105	894830076
1866—70	52239721	1098270390
1871—75	71734490	1670438737
In den Jahren		
1871	68175081	1546809915
1872	73072259	1712374050
1873	68556138	1705377140
1874	72054551	1686518330
1875	76814423	1701114250
1876	85373001	1704383090
1877	91247686	1777052790
1878	92737624	1711271120

Die Waaren kamen 1878 aus folgenden Richtungen an:

	Ctn. Netto	Werth M.
Direkt seewärts . . .	41432213	838747740
Von u. über Altona	2142637	55203660
Mit Eisenbahnen . . .	22520154	592032350
Auf der Oberelbe. . .	12663023	126350680
Sonstige Einfuhr . . .	13979597	98936690

Seeschiffe kamen an:

	Zahl			Ladungsraum		
Im Durchschnitt der Jahre	der Schiffe überhaupt	der Dampfschiffe	%Antheil derDampfschiffe	der Schiffe überhaupt Reg.-Tons	der Dampfschiffe Reg.-Tons	%Antheil derDampfschiffe
1846—55	8217	1140	13,9	1085895	334729	30,8
1856—60	4843	1133	23,4	888073	387275	43,6
1861—65	5208	1386	26,6	1064344	532522	50,0
1866—70	4974	2039	41,0	1457003	1001090	68,7
1871—75	5422	2628	48,5	2013480	1507160	74,9
In den Jahren						
1871	5439	2458	45,2	1887505	1314742	69,7
1872	5913	2749	46,5	2080912	1495230	71,9
1873	5270	2534	48,1	1887057	1400906	74,2
1874	5225	2661	50,9	2094102	1641484	78,4
1875	5260	2739	52,1	2117822	1683439	79,5
1876	5433	2916	53,7	2228162	1723425	77,3
1877	5473	2958	54,0	2233929	1732460	77,6
1878	5308	2972	56,0	2273342	1767867	77,8

1878 kamen aus deutschen Häfen 152 Schiffe von 107174 Tons, aus Grossbritannien 2321 Schiffe von 127672 Tons, aus dem übrigen Europa 1031 Schiffe von 316431 Tons, aus transatlantischen Plätzen 804 Schiffe von 572945 Tons Tragfähigkeit.

Bestand der Hamburgischen Seeschiffe:

Am Schluss der Jahre	Zahl der Schiffe	Veränderung gegen 100 gerechnet	Ladungsfähigkeit in Registertons	Veränderung der Ladungsfähigkeit gegen 100 gerechnet	Es entfielen Tons auf 1 Schiff
1869	473	100	191131	100	404
1870	439	93	184496	97	420
1871	406	86	172977	91	426
1872	402	85	179559	94	447
1873	417	88	201512	105	483
1874	442	93	215744	113	488
1875	443	94	219567	115	496
1876	450	95	219698	115	488
1877	468	99	223910	117	478
1878	469	99	219861	115	469

Darunter waren Dampfschiffe:

Am Schluss der Jahre	Zahl der Schiffe	Veränderung gegen 100 gerechnet	Ladungsfähigkeit in Registertons	Veränderung der Ladungsfähigkeit gegen 100 gerechnet	Es entfielen Tons auf 1 Schiff
1869	36	100	29540	100	821
1870	37	103	32450	110	877
1871	40	111	34252	116	856
1872	62	172	54132	183	873
1873	82	228	77418	262	944
1874	103	286	88258	299	857
1875	102	283	89730	304	880
1876	98	272	84683	287	864
1877	102	283	84135	285	825
1878	101	281	75040	254	743

Auf die Abnahme der letzten Zahlen ist der Verkauf einiger sehr grosser Dampfschiffe nach Auswärts von Einfluss gewesen.

Das Verhältniss der Segelschiffe und Dampfschiffe war:

In den Jahren	Schiffe				Ladungsfähigkeit in Tons			
	Segel-Schiffe	%	Dampf-schiffe	%	Segelschiffe	%	Dampfschiffe	%
1869	437	92,4	36	7,6	161592	84,5	29540	15,5
1870	402	91,6	37	8,4	152046	82,4	32450	17,6
1871	366	90,1	40	9,9	138725	80,2	34252	19,8
1872	340	84,6	62	15,4	125427	69,9	54132	30,1
1873	335	80,3	82	19,7	124094	61,6	77418	38,4
1874	339	76,7	103	23,3	127486	59,1	88258	40,9
1875	341	77,0	102	23,0	129837	59,1	89730	40,9
1876	352	78,2	98	21,8	135015	61,5	84683	38,5
1877	366	78,2	102	21,8	139775	62,4	84135	37,6
1878	368	78,5	101	21,5	144821	65,9	75040	34,1

Im deutschen Reiche gab es überhaupt Seeschiffe:

Am Schluss der Jahre	Segelschiffe			Dampfschiffe			Zusammen Schiffe		
	Zahl	Ladungsfähigkeit Registertons	Tons auf 1 Schiff	Zahl	Ladungsfähigkeit Registertons	Tons auf 1 Schiff	Zahl	Ladungsfähigkeit Registertons	Tons auf 1 Schiff
1870	4372	900361	206	147	81994	558	4519	982355	217
1871	4354	891660	205	175	97030	554	4529	988690	218
1872	4311	869637	202	216	129521	600	4527	990158	221
1873	4242	866092	204	253	167633	663	4495	1033725	230
1874	4303	878385	204	299	189998	636	4602	1068383	232
1875	4426	901313	204	319	183569	575	4745	1084882	229
1876	4491	922704	205	318	180946	569	4809	1103650	229
1877	4469	934556	209	336	183379	546	4805	1117935	233
1878	4453	949467	213	351	179662	512	4804	1129129	235

Die regelmässige Besatzung der deutschen Schiffe betrug:

Am Schluss der Jahre	Ueberhaupt	Darunter auf Hamburgischen Schiffen	Am Schluss der Jahre	Ueberhaupt	Darunter auf Hamburgischen Schiffen
	Mann	Mann		Mann	Mann
1870	39475	6894	1875	42362	8208
1871	39909	6684	1876	41844	7569
1872	40239	6772	1877	40832	7558
1873	41396	7573	1878	39978	7116
1874	42424	8155			

Bei dem hamburgischen Seeamt wurden angemustert:

In den Jahren	Schiffe	Seeleute	In den Jahren	Schiffe	Seeleute
1869	463	11832	1874	1075	15639
1870	281	7665	1875	987	13907
1871	454	12191	1876	895	15110
1872	424	14022	1877	758	14365
1873	1009	15338	1878	705	14196

Die Statistik des deutschen Reichs enthält nicht die Anmusterungen sämmtlicher Seeleute, sondern nur der Vollmatrosen und der Schiffsjungen. Für die letzten fünf Jahre sind als bei deutschen Seemannsämtern angemusterte Matrosen und Jungen angegeben:

1874 13118
1875 14276
1876 15145
1877 15089
1878 14440

Es wurden über Hamburg als auswandernde Personen befördert:

In den Jahren	Direkt		Indirekt über England	Ueberhaupt
	mit Auswandererschiffen	mit anderen Schiffen		
1871	34639	504	7081	42224
1872	52828	395	21183	74406
1873	44278	300	24598	69176
1874	30152	473	12818	43443
1875	21561	377	9872	31810
1876	20615	564	7554	28733
1877	18573	427	3570	22570
1878	19932	514	4357	24803
1879	17030	775	7059	24864
Zusammen	259608	4329	98092	362029

Im	Im Jahre 1880 wurden befördert	dagegen 1879 nur	Mithin 1880 Zunahme
Januar	1144	564	580
Februar	2113	819	1294
März	4676	1704	2972
April	9300	3425	5875
Mai	8703	3271	5432

Art der Beförderungsmittel:

In den Jahren	Dampfschiffe			Segelschiffe		
	Zahl der Schiffe	Zahl der Auswanderer	% der Auswanderer	Zahl der Schiffe	Zahl der Auswanderer	% der Auswanderer
1871	424	36599	86,68	128	5625	13,32
1872	512	65149	87,56	120	9257	12,44
1873	501	62330	90,10	67	6846	9,90
1874	514	40556	93,35	58	2887	6,65
1875	429	29951	94,16	41	1859	5,84
1876	438	26112	90,88	40	2621	9,12
1877	432	19817	87,80	50	2753	12,20
1878	524	21639	87,24	39	3164	12,76
1879	583	24625	99,04	28	239	0,96
Zusammen	4357	326778	90,26	571	35251	9,74

Die Auswanderer nach dem Geschlecht und der Zusammengehörigkeit:

In den Jahren	Männliche Auswanderer	Weibliche Auswanderer	Familien		Einzelne Personen
			Zahl	Personen	
1871	24493	17731	5770	21048	21176
1872	43558	30848	11259	42267	32139
1873	39248	29928	118c7	43870	25306
1874	24405	19038	7007	27416	16027
1875	18693	13117	4849	19037	12773
1876	17088	11645	4452	17607	11126
1877	13838	8732	3454	13216	9354
1878	15134	9669	3582	13914	10889
1879	15704	9160	3416	12031	12833
Zusammen	212161	149868	55646	210406	151623

Die Auswanderer nach Altersklassen:

In den Jahren	Kinder			Erwachsene		Ueberhaupt
	Unter 1 Jahr alt	Ueber 1 bis 10 Jahr alt	Ueber 10 bis 15 Jahr alt	Ueber 15 bis 60 Jahr alt	Ueber 60 Jahr alt	
1871	1970	6487	1975	31269	523	42224
1872	3975	12727	3600	53185	919	74406
1873	4237	12944	3718	47394	883	69176
1874	2671	8574	2572	29012	614	43443
1875	1602	5853	1875	21999	481	31810
1876	1682	5167	1545	19928	411	28733
1877	1219	4053	1058	15884	356	22570
1878	1397	4302	1105	17579	420	24803
1879	1242	3594	1101	18628	299	24864
Zusammen	19995	63701	18549	254878	4906	362029

Oder in Verhältnisszahlen:

In den Jahren	Unter 1 Jahr alt	Ueber 1 bis 10 Jahr alt	Ueber 10 bis 15 Jahr alt	Ueber 15 bis 60 Jahr alt	Ueber 60 Jahr alt	Ueberhaupt
1871	4,7	15,3	4,7	74,1	1,2	100
1872	5,4	17,1	4,8	71,5	1,2	100
1873	6,1	18,7	5,4	68,5	1,3	100
1874	6,2	19,7	5,9	66,8	1,4	100
1875	5,0	18,4	5,9	69,2	1,5	100
1876	5,8	18,0	5,4	69,4	1,4	100
1877	5,4	18,0	4,6	70,4	1,6	100
1878	5,6	17,3	4,5	70,9	1,7	100
1879	5,0	14,5	4,4	74,9	1,2	100
Im Durchschnitt der Jahre 1871—1879	5,5	17,6	5,1	70,4	1,4	100

Die Auswanderer kamen aus:

In den Jahren	Preussen	Bayern	Württemberg	Mecklenburg	dem übrigen Deutschland	anderen Ländern	Ueberhaupt
1871	16761	2358	1455	4532	5154	11964	42224
1872	36355	3694	2059	8593	6919	16786	74406
1873	35390	2709	1363	6354	5616	17744	69176
1874	16543	1643	711	1888	3308	19350	43443
1875	11599	777	488	900	2062	15984	31810
1876	9535	606	385	477	1703	16027	28733
1877	7759	516	305	364	1781	11845	22570
1878	8473	537	337	421	2033	13002	24803
1879	9162	660	430	554	2359	11699	24864
Zusammen	151577	13500	7533	24083	30935	134401	362029

Die Auswanderer nach Bestimmungsländern:

In den Jahren	Vereinigte Staaten von Nordamerika	Brasilien	Australien	andere Länder	Ueberhaupt
1871	38662	1168	1909	485	42224
1872	67823	3456	2485	642	74406
1873	60970	4847	2572	787	69176
1874	27325	1261	2103	12754	43443
1875	25915	389	1825	3681	31810
1876	22268	2445	1906	2114	28733
1877	16013	2743	1541	2273	22570
1878	17962	2302	2595	1944	24803
1879	22374	1105	304	1081	24864
Zusammen	299312	19716	17240	25761	362029

Nach den mit der Volkszählung von 1875 verbundenen gewerbestatistischen Aufnahmen waren in 43922 Gewerbebetrieben, mit Einschluss der Handels- und Verkehrsgewerbe, 110330 Personen mit Einschluss der Geschäftsleiter thätig; darunter 47682 Personen in Betrieben mit mehr als fünf Gehülfen und 28330 im Handelsgewerbe.

Unter dem gesammten Hülfspersonal von 65207 Köpfen gab es 6779 Lehrlinge. Jugendliche Arbeiter wurden nur in geringer Zahl vorgefunden; 7 Personen unter 12, 72 zwischen 12 und 14, 885 zwischen 14 und 16 Jahr alt.

(Seite 168.)

Die Tabelle betreffend die Bewegung der Bevölkerung ist durch folgende Zahlen für die letzten Jahre zu ergänzen:

In den Jahren	Bevölkerung am Schlusse des vorhergehenden Jahres	Eheschliessungen	Auf 10000 Einwohner	Geborene überhaupt	Auf 10000 Einwohner	Gestorbene überhaupt	Auf 10000 Einwohner	Lebend Geborene	Ueberschuss der Lebendgeborenen über die Gestorbenen
1876	388618	4617	118,8	16470	423,8	9705	249,4	15842	+6137
1877	393588	4462	113,5	16655	423,2	10189	268,8	16054	+5865
1878	406014	4243	104,5	16879	415,7	10911	268,7	16250	+5339
1879	417239	4041	96,9	17410	417,3	11068	265,3	16760	+5692

Bezüglich des Familienstandes und des Alters der Eheschliessenden (Seite 169) können für 1878 jetzt folgende Zahlen gegeben werden:

Die Eheschliessenden nach dem Familienstand:

Familienstand	Ledige Frauenzimmer	%	Wittwen	%	Geschiedene	%	Ueberhaupt	%
Ledige Männer	3614	91,8	182	69,2	36	80,0	3832	90,3
%	94,3		4,8		0,9		100	
Wittwer	293	7,5	76	28,9	7	15,6	376	8,9
%	77,9		20,2		1,9		100	
Geschiedene	28	0,7	5	1,9	2	4,4	35	0,8
%	80,0		14,3		5,7		100	
Ueberhaupt	3935	100	263	100	45	100	4243	100
%	92,7		6,2		1,1		100	

Die Eheschliessenden hatten nachstehendes Alter:

Geburtsjahr	Männer	%	Frauen	%
1858 und später	25	0,6	457	10,8
1853 bis 1857	1142	26,9	1779	41,9
1848 » 1852	1781	42,0	1125	26,5
1843 » 1847	661	15,6	461	10,9
1838 » 1842	302	7,1	213	5,0
1833 » 1837	157	3,7	115	2,7
1828 » 1832	62	1,5	43	1,0
1823 » 1827	57	1,3	34	0,8
1818 » 1822	31	0,7	10	0,2
1817 und früher	25	0,6	6	0,2
Ueberhaupt	4243	100	4243	100

Es verbanden sich folgende Altersgruppen:

Geburtsjahr der Männer	Geburtsjahr der Frauen										Ueberhaupt
	1858 und später	1853 bis 1857	1848 bis 1852	1843 bis 1847	1838 bis 1842	1833 bis 1837	1828 bis 1832	1823 bis 1827	1818 bis 1822	vor 1817	
1858 und später	11	12	2	—	—	—	—	—	—	—	25
1853 bis 1857	191	635	236	55	19	6	—	—	—	—	1142
1848 » 1852	180	811	539	169	50	20	8	2	2	—	1781
1843 » 1847	52	223	213	109	41	18	2	2	—	1	661
1838 » 1842	14	73	73	72	37	22	7	4	—	—	302
1833 » 1837	5	15	38	30	31	24	10	3	1	—	157
1828 » 1832	3	5	11	8	15	8	6	5	—	1	62
1823 » 1827	1	2	10	12	12	7	5	7	—	1	57
1818 » 1822	—	3	2	6	4	5	4	3	3	1	31
1817 und früher	—	—	1	—	4	5	1	8	4	2	25
Ueberhaupt	457	1779	1125	461	213	115	43	34	10	6	4243

Die Uebersicht der unehelich Geborenen und der Todtgeborenen (Seite 170) ist durch folgende Jahre zu vervollständigen: *)

In den Jahren	Geborene Kinder	Darunter unehelich geboren	% der Geborenen	Darunter todtgeboren	% der Geborenen
1876	16470	1491	9.1	628	3,8
1877	16655	1510	9,1	601	3,7
1878	16879	1469	8,7	629	3,7
1879	17410	1528	8,8	650	3,7

*) Die unehelichen Geburten kommen in den letzten Jahren in erheblich geringerer Anzahl vor als in früheren Jahren. Der durch die Reichsgesetzgebung bewirkte Wegfall mancher Hindernisse der Eheschliessungen, die erleichterte Niederlassung in Folge der veränderten Heimathgesetzgebung und die Aufhebung mancher die gewerbliche Niederlassung erschwerenden gewerblichen Einrichtungen, haben die Ehen vermehrt, auch der gute Verdienst vieler Gewerbe in den Jahren des gewerblichen Aufschwungs sowie die eingetretenen Lohnerhöhungen haben ebenfalls hierzu beigetragen und soweit auch wohl auf eine Verminderung der unehelichen Geburten eingewirkt. Ob die in den allerletzten Jahren wieder eingetretene Verminderung der Ehen auch wieder eine Zunahme der unehelichen Geburten zur Folge haben wird, wird abzuwarten sein.

Die gleichfalls · bemerkliche Verminderung der Todtgeborenen kann auch mit der Abnahme der unehelichen Geburten in Verbindung stehen, theils aber eine Folge der Bestimmung sein, dass nach den Beschlüssen der statistischen Kongresse nur sechs Monate alte Früchte als todtgeboren gerechnet werden sollen.

(Seite 179 ff.)

Todesursachen der von 1872 bis 1879 Gestorbenen (Seite 180.)

Todesursachen	1872 bis 1875	1876	1877	1878	1879	Im Durchschnitt von 1872/79	% aller Gestorbenen	Von 10000 Lebenden starben
1. Lebensschwäche der Neugeborenen	2137	477	552	579	628	546,50	5,40	14,48
2. Krämpfe der Kinder	2146	624	661	703	736	608,75	6,01	16,13
3. Atrophie der Kinder	3092	841	978	1122	765	849,75	8,40	22,51
4. Durchfall und Brechdurchfall	2949	816	854	1085	765	808,75	7,99	21,42
5. Blattern bei Nichtvaccinirten	198	5	2	1	—	25,75	0,25	0,68
6. Blattern bei Vaccinirten	130	2	3	—	—	17,00	0,17	0,45
7. Scharlach	484	14	50	118	443	138,50	1,37	3,67
8. Masern	481	46	136	94	227	123,00	1,22	3,26
9. Keuchhusten	653	172	206	249	199	185,00	1,83	4,90
10. Cholerine	51	5	11	9	10	10,75	0,11	0,28
11. Cholera	1005	—	—	—	—	125,50	1,24	3,32
12. Typhus	814	137	118	160	105	166,75	1,65	4,42
13. Ruhr	83	90	14	15	5	26,00	0,26	0,69
14. Diphtheritis und Bräune	1312	253	193	263	269	286,25	2,83	7,58
15. Puerperalfieber	255	40	31	24	62	51,50	0,51	1,36
16. Anderw.Folg. d.Geburt, einschl.Krämpfe	136	28	44	63	44	39,25	0,39	1,04
17. Eitervergiftung	63	13	12	17	24	16,25	0,16	0,43
18. Rothlauf und Vereiterungen	327	82	78	56	97	80,00	0,79	2,12
19. Folgen chirugischer Operationen	18	10	5	4	8	5,50	0,05	0,15
20. Syphilis, erworben und angeboren	139	36	42	49	56	40,00	0,40	1,06
21. Rachitis, Scrophulosis	215	67	51	103	113	68,75	0,68	1,82
22. Zuckerharnruhr	32	12	11	14	15	10,50	0,10	0,28
23. Schwindsucht	4875	1212	1301	1368	1396	1269,00	12,53	33,62
24. Acuter Wasserkopf	1053	306	308	247	292	275,75	2,72	7,30
25. Krebs	1164	315	342	357	380	319,75	3,16	8,47
26. Alters-Schwund und Brand	2025	460	489	479	559	501,50	4,95	13,28
27. Schlagfluss	1436	407	362	362	447	376,75	3,72	9,98
28. Trunksucht	189	56	56	46	48	49,25	0,49	1,30
29. Entz. Krankh. d. Central-Nervensystems	284	67	65	87	81	73,00	0,72	1,93
30. Chron. Krankh. d.Central-Nervensystems	977	254	255	271	299	257,00	2,54	6,81
31. Catarrh und Grippe	318	107	70	71	76	80,25	0,79	2,13
32. Acute entz. Krankh. d. Athmungsorgane	3199	968	1072	1049	1135	928,00	9,16	24,58
33. Chronische Krankheiten derselben	1129	311	307	314	302	295,25	2,92	7,82
34. Krankh. d. Herzens u. d. grossen Gefässe	1037	329	329	326	328	293,75	2,90	7,78
35. Gelenkrheumatismus	100	14	18	23	15	21,25	0,21	0,56
36. Krankheiten der Verdauungsorgane	754	214	216	247	204	204,25	2,02	5,41
37. Unterleibsbrüche	78	17	18	15	18	18,25	0,18	0,48
38. Unterleibsentzündung	325	103	80	76	84	83,50	0,82	2,21
39. Wassersucht	428	92	100	95	83	99,75	0,99	2,64
40. Krankh. d. Harn- u. Geschlechtsorgane	640	174	178	179	191	170,25	1,68	4,51
41. Krankheiten des Knochensystems	233	43	61	58	65	57,50	0,57	1,52
42. Plötzlicher Tod aus unbekannten Ursachen	864	101	108	82	109	158,00	1,56	4,19
43. Selbstmord	381	125	150	183	147	123,25	1,22	3,26
44. Unglücksfälle, einschliesslich Verbrechen	705	234	217	212	208	197,00	1,95	5,22
45. Zweifelh. ob Selbstmord od. Unglücksfall	130	23	33	34	27	31,00	0,31	0,82
46. Unbest. Diagnose, nicht unterzubringen	58	3	2	2	3	8,50	0,08	0,23
Zusammen	39102	9705	10189	10911	11068	10121,75	100,00	268,15
Einwohnerzahl am Schluss des vorhergehenden Jahres	353636	388618	393588	406014	417239	377501		

(Seite 181.)

Die Kindersterblichkeit stellte sich in den letzten acht Jahren wie folgt:

In den Jahren	Gesammtzahl der Gestorbenen	Davon starben vor Ablauf des 1. Lebensjahrs	% aller Gestorbenen	Lebend geboren wurden	Von 100 Lebendgeborenen starben vor Ablauf des 1. Lebensjahres
1872	9046	2599	28,7	12781	20,3
1873	10576	3167	29,3	13196	24,0
1874	9661	3349	34,7	14116	23,7
1875	9822	3308	33,7	14636	22,6
1876	9705	3404	35,1	15842	21,5
1877	10189	3551	34,9	16054	22,1
1878	10911	3872	35,5	16250	23,8
1879	11068	3403	30,7	16760	20,2

Hervorragende Ursachen der Kindersterblichkeit:

Für die im 1. Lebensjahre gestorbenen Kinder war als Todesursache angegeben	1872/1875	1876	1877	1878	1879	Zusammen 1872/1879	%
Lebensschwäche	2133	477	552	583	628	4373	16,4
Krämpfe	1649	493	498	549	533	3722	14,0
Atrophie	2637	743	859	963	640	5842	21,9
Durchfall, Brechdurchfall	2622	745	766	966	690	5789	21,7
Acute Infectionskrankheiten	770	155	169	163	181	1438	5,4
Gehirnkrankheiten	415	151	96	61	75	798	3,0
Entzündliche Brustkrankheiten	1256	414	402	395	413	2880	10,8
Syphilis	121	29	28	40	36	254	1,0
Andere Krankheiten	379	126	116	102	130	853	3,2
Plötzl. Tod aus unbekannten Ursachen	441	71	65	50	77	704	2,6
Zusammen	12423	3404	3551	3872	3403	26653	100,00

(Seite 181.)

Von 1870 bis 1879.

In	Durchschnittliche Bevölkerung im Anfang des vorhergehenden Jahres	Es starben in diesen 10 Jahren	Es starben durchschnittlich im Jahr	Von 10000 am Anfang des Jahres Lebenden starben
der Stadt und Vorstadt	249701	73168	7316,8	293,0
den Vororten	73252	17021	1702,1	233,4
der Stadt, der Vorstadt und den Vororten	322953	90189	9018,9	279,3

Die Vororte nahmen in Bezug auf die Sterblichkeit folgende Reihenfolge ein:

Von 1870—1879

Vororte	Durchschnittliche Bevölkerung im Anfang des vorhergehenden Jahres	Es starben in diesen zehn Jahren	Es starben durchschnittlich im Jahr	Von 10000 am Anfang des Jahres Lebenden starben
1. Kleiner Grasbrook	1039	416	41,6	400,4
2. Steinwärder	2496	845	84,5	342,5
3. Billwärder Ausschlag	7392	2233	223,3	302,1
4. Barmbeck	7763	2333	233,3	300,5
5. Borgfelde	3839	1002	100,2	261,0
6. Hamm und Hammerdeich	5047	1288	128,8	255,2
7. Eilbeck	4914	1197	119,7	243,6
8. Horn	2157	493	49,3	228,6
9. Eppendorf	2509	564	56,4	224,8
10. Eimsbüttel	7700	1695	169,5	220,0
11. Winterhude	1915	409	40,9	213,6
12. Uhlenhorst	5789	1233	123,3	213,0
13. Hohenfelde	6979	1357	135,7	194,4
14. Rothenbaum	8848	1327	132,7	150,0
15. Harvestehude	4865	629	62,9	129,3
Zusammen	73252	17021	1702,1	232,4

(Seite 184 ff.)

Die Erkrankungen am Typhus nach Monaten:

In den Monaten	1872	1873	1874	1875	1876	1877	1878	1879	1872—1879	%
Januar	93	138	155	208	46	77	153	48	918	9,2
Februar	89	99	139	256	35	57	160	29	864	8,7
März	92	137	92	102	38	61	69	34	625	6,3
April	79	131	69	76	37	41	58	44	535	5,4
Mai	63	76	57	46	29	41	46	43	401	4,0
Juni	102	58	63	56	39	41	48	31	438	4,4
Juli	163	65	80	88	62	70	58	41	627	6,3
August	239	127	129	136	78	181	146	51	1087	10,9
September	176	160	130	166	124	183	136	72	1147	11,5
October	235	143	161	176	138	176	157	50	1236	12,4
November	177	139	202	136	104	135	122	51	1066	10,7
December	140	125	203	95	75	128	89	165	1020	10,2
Im Jahr	1648	1398	1480	1541	805	1191	1242	659	9964	100

Von den am Typhus Erkrankten starben:

In den Monaten	1872	1873	1874	1875	1876	1877	1878	1879	1872 bis 1879	%	Von 1000 Erkrankten starben
Januar	12	19	16	34	17	5	18	10	131	9,82	142,70
Februar	15	22	19	27	13	8	20	11	135	10,12	156,25
März	12	17	14	30	7	13	19	4	116	8,70	185,60
April	15	22	11	13	6	3	8	7	85	6,37	158,88
Mai	16	17	12	13	5	8	10	10	91	6,82	226,93
Juni	6	10	17	12	5	7	12	10	79	5,92	180,37
Juli	25	8	14	7	3	6	4	6	73	5,47	116,43
August	26	13	10	14	16	10	14	8	111	8,32	102,12
September	25	7	12	15	9	15	17	6	106	7,95	92,41
October	30	16	16	12	21	20	16	6	137	10,27	110,84
November	19	18	24	14	15	6	14	12	122	9,15	114,45
December	28	20	28	12	20	17	8	15	148	11,09	145,10
Im Jahr	229	189	193	203	137	118	160	105	1334	100	133,88

(Seite 186.)

Die auf Seite 186 über einige acute Infectionskrankheiten gegebenen Nachweisungen sind nachstehend bis 1879 ergänzt:

Acute Infections-Krankheiten	1876			1877			1878			1879		
	Erkrankte	Gestorbene	Von 100 Erkrankten starben	Erkrankte	Gestorbene	Von 100 Erkrankten starben	Erkrankte	Gestorbene	Von 100 Erkrankten starben	Erkrankte	Gestorbene	Von 100 Erkrankten starben
Scharlach	210	14	6,67	404	51	12,60	596	121	20,30	1513	443	29,28
Masern	1789	51	2,85	3486	136	3,90	1374	94	6,84	4104	227	5,53
Keuchhusten. .. .	1196	173	14,46	1691	217	12,83	1383	254	18,37	1044	199	19,06
Croup u. Diphtheritis	1488	262	17,61	1484	197	13,27	1793	266	14,84	1751	269	15,36

J. C. F. Nessmann.

Ergänzungen zum Abschnitt VIII.

Oeffentliche Institute, welche für die Gesundheitspflege von Bedeutung sind.

(Hierzu Tafel 8. 9. 10.)

Die Wasserversorgung Hamburgs und Altonas.

(Seite 229 ff. Nachtrag Tafel 1.)

Der Jahresconsum des Hamburger Wasserwerks, welcher im Jahre 1875 21,218,000 Cubikmeter betrug, ist im Jahre 1879 auf 28,353,522 Cubikmeter herangewachsen. Der Maximaltagesconsum ist in derselben Zeit von 72,000 auf 90,000 Cubikmeter gestiegen. Dementsprechend ist das Pumpwerk zu Rothenburgsort durch eine Differentialpumpe von einer Leistung von 350 Pferdekraft verstärkt worden; die Maschine dieser Pumpe ist gleich der 5ten Maschine eine Woolf'sche Balanciermaschine mit Praecisionssteuerung, und symmetrisch in den gemeinschaftlichen Maschinenraum eingebaut. Hiedurch ist die Gesammtzahl der Pferdekräfte des Pumpwerks zu Rothenburgsort von 850 auf 1200 Pferdekräfte gestiegen, und man ist im Stande mit dieser Anlage, eine kleine und eine grosse Maschine als Reserve abgerechnet, ein Tagesquantum von ca. 105,000 Cubikmeter zur Stadt zu schaffen, so dass augenblicklich ein Ueberschuss über den grössten Tagesconsum von ca. 15,000 Cubikmeter zur Verfügung steht.

Die Standrohre im Thurm sind umgeändert worden, um einen der jetzigen Leistung der Cornwallmaschinen entsprechenden Querschnitt zu erhalten. Hierbei ist, den factischen Druckverhältnissen entsprechend, die Höhenlage des Verbindungsrohrs für den Niederdruck auf ca. 45,5 Meter über Null abgeändert, während der obere Ueberlauf für den Hochdruck auf 64 Meter über Null erhöht und reservoirartig ausgebildet worden ist, um bei unerwartet im Rohrnetz eintretenden Störungen für die Sicherstellung der Cornwallmaschinen Zeit zu gewinnen.

Von den auf Seite 232 erwähnten 4 Hauptspeiseleitungen des städtischen Rohrnetzes wurden die 3 ältesten (zwei von 51 Centimeter, eine von 61 Centimeter Durchmesser) in der Nähe der Anlage durch ein 91 Centimeter weites Rohr ersetzt. Die älteste der beiden stark incrustirten 51 Centimeter weiten Hauptspeiseleitungen ist in ihrer ganzen Länge bis zum Deichthor aufgenommen worden.

Die Gesammtlänge der Haupt- und Zweigleitungen des Rohrnetzes ist von ca. 225 Kilometer des Jahres 1875 auf ca. 291 Kilometer am Schluss des Jahres 1879, die Stückzahl der Hydranten von ca. 2000 auf ca. 3250 gewachsen. Dieselben werden gegenwärtig mit Rücksicht auf die Erfordernisse der Strassenbesprengung, welche neben der Feuerlöschung mehr und mehr an Bedeutung gewinnt, in Abständen von ca. 60 Meter angelegt. Es werden jetzt ca. 762,000 Quadratmeter öffentliche Strassen und Anlagen mit etwa 44 Sprengschläuchen direct aus den Nothpfosten besprengt. Die Sprengperiode dauert vom April bis October (im Ganzen etwa 100 factische Sprengtage), wozu im Ganzen nahezu 200000 Cubikmeter Wasser, also durchschnittlich pr. Sprengtag 2000 Cubikmeter Wasser verbraucht werden.

Die Stadtwasserkunst versorgte Ende 1879 84,015 Wohnungen mit zusammen 484,379 Räumen (bewohnbare Localitäten, Küchen, Badezimmer, Closets.) Von diesen Räumen befanden sich:

In Wohnungen von weniger als ℳ. 180 Jahresmiethe .... 42,787 Stück
» » zwischen ℳ. 180 und ℳ. 240 Jahresmiethe ... 36,582 »
» » von mehr als ℳ. 240 Jahresmiethe .... 405,010 »

(Siehe Seite 233.)

An Hausanschlüssen waren 13,336 vorhanden, und zwar:

Für Versorgung ohne Wassermesser .... 12,284 Stück
» » ausschliesslich nach Wassermessern .... 312 »
» » gleichzeitig nach Wassermessern u. nach Taxe 740 »

Die auf Seite 234 abgedruckte Tabelle über die Betriebsverhälltnisse ist durch Hinzufügung der letzten Jahre ergänzt, wie folgt:

1. Jahreszahl	2. Totales Anlage-Capital	3. Anlage-Capital auf die Anlagen zu Rothenburgsort, die Hochreservoire und die Maschinenanlage auf dem Grasbrook verwendet	4. Anlage-Capital auf die Röhrenleitungen verwendet	5. Anlage-Capital auf Nebenkosten verwendet (Land-Ankauf Ablösung etc.)	6. Jahreszahl	7. Einnahmen (totale)	8. Hiervon Einnahme für nach Wassermessern bezahltes Wasser	9. Betriebs- und Unterhaltungskosten (totale)	10. Verzinsung durch den Ueberschuss	11. Totales jährlich gepumptes Wasserquantum	12. Capital, aufgewendet, um jährlich 1000 Kubikmeter zu pumpen	13. Kosten um 1000 Kubikmeter zu pumpen	14. Ungefähre Anzahl der Einwohner der versorgten Districte	15. Täglicher Verbrauch pro Kopf	16. Jahreszahl	17. Bemerkungen.
	M.	M.	M.	M.		M.	M.	M.	%	Cubikmeter	M.	M.		Cubikmeter		(1 Cubikmeter kostet M. 0,10.)
1849	2694779.81	746644.50	1411188.90	536946.41	1849										1849	
1850	2712000.—				1850	75775.43		70500.68	0,19				131500		1850	
1851	2976000.—				1851	98112.23		90509.63	0,28				135000		1851	
1852	3240000.—				1852	125701.13		74118.75	1,59				148500		1852	
1853	3504000.—				1853	159449.40		109910.70	1,41	?	?	?	162000	?	1853	
1854	3768000 —				1854	232905.38		118034.55	3,05				167000		1854	
1855	4032000.—				1855	241930.58		127475.48	2,84				173000		1855	
1856	4296000.—				1856	260976.60		133264.58	2,97				181450		1856	
1857	4560000.—				1857	276980.40		153596.18	2,71	6461004	705.77	23.77	189900	0,093	1857	
1858	4824000.—	?	?	?	1858	301831.35		166036.09	2,81	6821868	707.14	24.34	198350	0,094	1858	
1859	5088000.—				1859	373799.70		152456.25	4,35	7270415	699.88	20.97	206800	0,096	1859	
1860	5352000.—				1860	385871.78		169618.28	4,04	7665664	698.18	22.13	211500	0,090	1860	
1861	5616000.—				1861	404059.95	5217.83	163856.70	4,28	7893109	711.51	20.76	216200	0,100	1861	
1862	5880000.—				1862	432524.63	14986.88	161469.56	4,61	8082871	727.46	19.98	220900	0,100	1862	
1863	6144000.—				1863	457278.60	20583.—	167837.51	4,71	8367289	734.29	20.06	225600	0,102	1863	
1864	6408000.—				1864	491495.29	40428.38	179385.11	4,87	9332471	686.64	19.22	230300	0,111	1864	
1865	6672000.—				1865	539402.93	46921.43	177488.14	5,44	10295496	648.05	17.24	235000	0,120	1865	
1866	6936000.—				1866	575664.15	67343.93	202535.40	5,38	11879155	583.88	17.05	245000	0,133	1866	
1867	7069139.93	2802453.94	3522086.03	744599.96	1867	657562.54	81914.70	225228.—	6,12	13167781	536.85	17.10	256000	0,141	1867	
1868	7201334.40	2889954.86	3566779.58	744599.96	1868	729225.19	69195.—	238282.58	6,82	14308015	503.31	16.65	266000	0,147	1868	
1869	7327987.73	2965687.02	3617700.75	744599.96	1869	774505.20	77913.53	243705.08	7,24	15887027	461.26	15.34	277300	0,157	1869	Soll-Einnahme ohne Deficit.
1870	8160708.78	3172105.61	4244003.21	744599.96	1870	800393.40	76491.30	274358.63	6,45	15969706	511.01	17.18	280000	0,156	1870	
1871	8289032.48	3100751.44	4440575.93	747705.11	1871	828730.28	78695.93	276907.13	6,66	17837326	464.70	15.52	287343	0,170	1871	Volkszähl. am Schluss d. J.
1872	8752419.64	3350864.14	4645742.51	755812.99	1872	886535.78	110473.80	383027.10	5,75	18708017	467.84	20.47	296000	0,173	1872	
1873	8926279.01	3478141.54	4691641.76	756495.71	1873	935329.13	117745.35	399771.53	6,00	18417168	484.67	21.71	304800	0,166	1873	
1874	9054904.01	3483578.96	4814829.34	756495.71	1874	990733.80	122954.40	420885.34	6,29	19802735	457.26	21.25	317000	0,171	1874	
1875	9167789.79	3483578.96	4927715.12	756495.71	1875	1061208.37	132716.92	496556.28	6,16	21218000	432.08	23.40	337602	0,172	1875	Volkszähl. am Schluss d. J.
1876	9257028.99	3497930.50	5002602.78	756495.71	1876	1132682.13	137291.90	519140.55	6,63	22441539	412.50	23.13	341700	0,179	1876	
1877	9393255.20	3501822.76	5129417.67	762014.77	1877	1223876.08	135326.51	513700.64	7,56	23787412	394.88	21.60	353300	0,184	1877	
1878	9956978.03	3542310.51	5603778.48	810889.04	1878	1308400.61	141280.75	554573.50	7,57	25576976	389.29	21.68	363700	0,193	1878	
1879	10337831.40	3810616.50	5716325.86	810889.04	1879	1365675.97	151370.83	579875.78	7,60	28353522	364.60	20.45	373700	0,208	1879	

Bemerkungen: Die klein gedruckten Zahlen beruhen auf Schätzung und sind durch Interpolation zwischen die übrigen eingefügt. Die unterstrichenen Zahlen sind den vorläufigen Abrechnungen entnommen, erleiden daher nach den definitiven Abrechnungen noch geringe Aenderungen.

1 Cubikfuss Hamburg = 23,534 Liter. 1 Cubikmeter = 1000 Liter = 42,491 Cubikfuss Hamburg.

Das auf Seite 233/35 besprochene und auf dem Plan Tafel 8 in Roth eingetragene Filtrationsproject ist bis heute noch nicht zur Ausführung gekommen, und demnach auch eine Verbesserung des Wassers der Stadtwasserkunst nicht herbeigeführt worden. Durch den inzwischen vollendeten Durchstich der »Kalten Hofe« ist im Gegentheil die Wasserentnahme der Rothenburgsorter Anlage in einen todten und durch Marschentwässerung und Fluthwasser verunreinigten Elbarm gerathen, jedoch wird gegenwärtig das Filtrationsproject, welches in den Jahren 1877/78 durch eine ad hoc eingesetzte Commission des Senats und der Bürgerschaft eine sorgfältige Durcharbeitung erfahren hat, *) von der Bürgerschaft unter Zuziehung fremder Sachverständiger in eingehende Berathung genommen. Die allgemeine Disposition dieser neuen Bearbeitung von 1877/78, welche auch in dem »Journal für Gasbeleuchtung und Wasserversorgung« Jahrgang 1879 No. 15, Seite 501 ff. aufgenommen ist, zeigt der Situationsplan auf Tafel 1 dieses Nachtrages in seiner vorläufigen und späteren Ausdehnung. Es unterscheidet sich von dem älteren Project hauptsächlich durch eine sorgfältigere Berücksichtigung der Klärung des Wassers vor der Filtration.

Die Bohrung nach artesischem Wasser auf den Elbinseln Steinwärder und Kleiner Grasbrook (Seite 235/36), hat für die in Aussicht genommene Wasserversorgung dieser Inseln kein Resultat ergeben, da das aus einer Tiefe von ca. 204 Metern aus dem Bohrloch des Kleinen Grasbrook bis auf ca. 8 Meter Höhe über Null aufsteigende Wasser Beimischungen von Eisensalzen und beim Stehen an der Luft zuerst eine starke Trübung, sowie ab und an einen üblen Geruch zeigte. Es ist deshalb nunmehr der sehr wohl durchführbare Anschluss dieser Inseln an die Stadtwasserkunst mittelst einer Hauptrohrleitung über die Eisenbahn-Elbbrücke in feste Aussicht genommen.

Das Altonaer Wasserwerk hat seine centrale Sandfiltration, welche sich nach wie vor bewährt, seit dem Jahre 1875 um ein Filterbassin vergrössert, wodurch die Filterfläche von 4927 auf 5755 □ Meter gestiegen ist. Die Gesammtfüllung der sämmtlichen Bassins incl. der Reinwasserbassins erreicht hiedurch 16300 Cubikmeter. Die Leistungsfähigkeit der Vorklärung hat sich ebenfalls in Folge einer Veränderung an den Abflussröhren, die das Wasser nicht mehr vom Boden, sondern etwa 30 Centimeter unter der Oberfläche des Wasserspiegels der Ablagerungsbassins abführen, verbessert.

---

*) Siehe Mittheilungen des Senats an die Bürgerschaft No. 101, Hambg. d. 16. Sept. 1878, betr.: Bericht der gemischten Commission zur Berathung über das Project der Filtration des Wassers der Stadtwasserkunst.

Für das Waschen des Filtersandes ist eine mechanische Sandwäsche mit Dampfbetrieb angelegt.

Die Gesammtlänge des Rohrnetzes beträgt jetzt 76,4 Kilometer. Durch den Zuwachs hat sich die auf Tafel 8 mit punktirter Linie bezeichnete Grenze des Versorgungsgebietes der Städte Altona und Ottensen wesentlich nach Norden und auch etwas nach Westen erweitert.

Von der Direktion des Altonaer Wasserwerks werden einzelne Angaben des Artikels von 1876 wie folgt ergänzt:

Seite 236, Zeile 17 von unten: Die 4 Dampfmaschinen des Pumpwerkes haben jede **96** indicirte Pferdekraft.

Seite 238, Zeile 3 von oben ff.: Die obere Grenze der Lieferfähigkeit eines Filters beträgt jetzt nicht 65,000, sondern 85,000 Cubikmeter, also per Quadratmeter Filterfläche nicht 80, sondern 103 Cubikmeter.

Die Lieferung eines Quadratmeters Filterfläche beträgt nach mehrjährigem Durchschnitt, incl. der zur Reinigung leer stehenden Flächen, pr. 24 Stunden 1,6 Cubikmeter, bei einer Filtergeschwindigkeit von 0,02 Millimeter pr. Secunde. Die bisher beobachtete Maximalleistung beträgt pr. Quadratmeter in 24 Stunden 2,7 Cubikmeter.

Die auf Seite 240 abgedruckte Tabelle über die Betriebsverhältnisse ist durch Hinzufügung der letzten Jahre ergänzt wie folgt:

Jahr 1. April	Gesammt-Anlage-Capital		Des Wasserbetriebes: gesammte Einnahme		Des Wasserbetriebes: Unterhaltungs- und Betriebskosten		Des Wasserbetriebes: Ueberschuss		Ueberschuss in Procenten des Anlage-Kapitals	Gesammte Jährliche Wasserlieferung	Ein Cubikmeter: bringt an Gesammt-Einnahme	Ein Cubikmeter: erfordert Betriebs- und Unterhaltungskosten	Mit Wasser versorgte Haushaltungen: nach Taxe in Altona	nach Taxe in Ottensen	nach Taxe in den Dorfschaften	nach Wassermessern insgesammt	Summa	Kopfzahl der mit Wasser versorgten Einwohner	Einwohnerzahl: der Stadt Altona	der Stadt Ottensen	der Dorfschaften	Summa	Consumirtes Wasserquantum pro Tag und Kopf: der Gesammt-Einwohnerzahl: Maximum	der Gesammt-Einwohnerzahl: Durchschnitt	der versorgten Einwohner: Maximum	der versorgten Einwohner: Durchschnitt
	ℳ	₰	ℳ	₰	ℳ	₰	ℳ	₰		Cubikmeter	₰	₰											Liter	Liter	Liter	Liter
1867/68 . .	1785183	84	104828	84	47235	05	57593	79	3,226	873380	12,003	5,407	7520	112	245	93	7970	34300	67350	7959	5814	81123	48,38	29,29	114,37	72,88
1868/69 . .	1817665	31	134312	25	65253	38	69058	87	3,779	1104983	11,974	5,905	9022	233	261	124	9640	41500	69080	8229	5763	83030	66,09	36,41	132,24	72,94
1869/70 . .	1831330	16	150258	38	59389	22	90869	16	4,962	1186211	12,667	5,007	10020	371	316	145	10852	46700	70726	8500	6380	85606	65,80	37,96	120,62	69,59
1870/71 . .	1839177	00	160098	56	62339	44	97759	12	5,315	1363441	11,742	4,572	10910	426	336	161	11833	50900	72414	8770	6330	87517	78,83	42,68	153,71	73,39
1871/72 . .	1852136	34	168093	94	69743	06	98350	88	5,310	1509936	11,132	4,619	11370	489	339	171	12369	53200	74102	9041	6277	89420	85,70	46,14	144,04	77,55
1872/73 . .	2432043	70	179334	28	86676	09	92658	19	3,810	1850101	9,693	4,685	11920	677	356	186	13139	56500	76631	9869	7213	93713	91,91	54,09	152,44	89,71
1873/74 . .	2870397	08	195063	26	105632	53	89430	73	3,116	1822605	10,702	5,796	12350	884	375	402	14011	60300	79160	10698	7335	97193	93,01	51,37	149,92	82.81
1874/75 . .	2959611	78	211995	57	114011	48	97984	09	3,311	2003050	10,584	5,692	12914	1245	407	424	14990	64500	81689	11526	7455	100670	92,45	54,51	144,31	85,08
1875/76 . .	2978635	15	240638	07	105788	41	134849	66	4,527	2032386	11,840	5,205	13694	1600	454	446	16194	69700	84218	12356	7581	104155	93,19	53,31	139,39	79,63
1876/77 .	2999979	77	268827	22	115773	56	153053	66	5,102	2463639	10,912	4,700	15066	2030	480	491	18095	78700	83744	12493	7600	103837	96,01	65,00	128,08	85,77
1877/78 .	3007150	—	284443	69	109301	22	175142	47	5,824	2652713	10,723	4,120	16166	2273	522	545	19506	83900	84097	13031	7600	104728	100,55	69,35	128,50	86,56
1878/79 . .	3013600	—	299101	08	108113	44	190987	64	6,337	2493797	11,994	4,335	17209	2413	593	571	20786	89400	85554	13818	8000	107372	95,74	63,63	115,00	76,42
879/80 .	3072400	—	314469	63	94929	78	219539	85	7,145	2589155	12,146	3,666	17853	2541	628	604	21626	94000	86209	13987	8000	108196	101,21	65,38	116,49	75,25

Die Siele Hamburgs und Altonas.

(Seite 241 ff.)

Seit dem Jahre 1875 ist im Anschluss an die grossen Stammsiele im Westen und im Osten der Alster — (Geeststammsiel) — mit dem Ausbau des zubehörigen Zweigsielnetzes in den bebauteren Strecken der Vororte, namentlich in Eimsbüttel, Harvestehude, Uhlenhorst, Barmbeck und Borgfelde fortgefahren worden.

Ferner ist seit Anfang dieses Jahres 1880 die neue Pumpstation für die Hammerbrook-Siele, deren Lage auf Tafel 9 des Buches von 1876 mit P. bezeichnet ist, im Betrieb, welche die bis dahin durch die Sielpumpe D in den Oberhafen übergepumpten Schmutzwasser der Hammerbrooker Marsch nunmehr durch den Transporttunnel P. Q. (ovaler Querschnitt von $1,_{40}$ Meter lichter Weite und $1,_{90}$ Meter lichter Höhe) dem Geeststammsiel bei Q. zuführt. Im Anschluss hieran verbreitet sich der Ausbau der Hammerbrooker Siele neuerdings auch in die angebauteren Strassenzüge des äusseren Hammerbrook und des nach demselben entwässernden Geestabhanges.

Die neue Pumpstation hat zwei Fairbairn Kessel von sechs Atm. Dampfspannung, zwei von einander unabhängige Schwungradmaschinen mit liegendem Cylinder, Wannieck'scher Praecisionssteuerung. Jede Maschine treibt eine Nagel & Kaemp'sche Centrifugalpumpe. Jede Pumpe hebt, als Normalleistung pr. Secunde $0,_{75}$ Cubikmeter Wasser $2,_{70}$ Meter hoch, was einer Nettoleistung von ca. 28 Pferdekraft für jede Pumpe entspricht. Die Kosten der Pumpstation belaufen sich auf 230,000 *M.*, die des Transportkanals P. Q. auf 250,000 *M.* Eine Vergrösserung der Anlage auf das Doppelte ist vorgesehen, doch noch lange nicht bevorstehend. Neben ihrer Hauptaufgabe leistet die Pumpstation der bei D vorhandenen älteren Anlage bei der Trockenhaltung des bedeichten Hammerbrooks in Zeiten grossen Wasserandrangs Hülfe.

Durch die so erzielte Verstärkung der künstlichen Entwässerung wird der Anbau im Hammerbrook erleichtert. Die Höhenverhältnisse dieser bedeichten tiefliegenden Marsch sind auf Seite 25—27 der Druckschrift von 1876 besprochen (auf Seite 25, Zeile 17 von oben und Zeile 3 und 4 von unten ist jedesmal der Zusatz »unter ordinair Hochwasser der Elbe« zu tilgen), wo auch erwähnt ist, dass die Minimalhöhe von Strassendämmen im äussern Hammerbrook auf + $5,_{73}$ Meter, also um $1,_{15}$ Meter niedriger als diejenigen des innern Hammerbrooks (+ $6,_{88}$ Meter über Null) angenommen war. Man ist aber jetzt in Erkenntniss der Nothwendigkeit, die Bebauung im äussern Hammerbrook noch weiter aus dem sumpfigen Terrain herauszuheben, zu der Bestimmung übergegangen, dass dieselbe ganz im Anschluss an diejenige des inneren Hammerbrook erfolgen soll, so dass die in dem Letzteren gültigen grösseren Höhen der Strassendämme und der Wasserstände in den Schiffahrtscanälen auch für den Ersteren unverändert Anwendung finden, wodurch zugleich der Verkehrsvortheil entsteht, dass in den Schiffahrtscanälen Trennungsschleusen zwischen dem innern und äussern Hammerbrook ganz in Wegfall kommen.

Die Länge der sämmtlichen Hamburgischen Siele betrug (vergleiche Tabelle auf Seite 244):

	Ende 1875	Ende 1879 mit Anlagekosten
Stammsiele u. Hauptzweige, von Classe A.B.C.D. I. II. III.	22537 Meter	24587 Meter = *M.* 7,293,216
von Classe IV.	7142 »	10921 » = » 1,041,560
eigentliche Zweigsiele { » V.	50581 »	65020 » } = » 8,466,599
eigentliche Zweigsiele { » VI.	75859 »	109621 » }
Zusammen	156119 Meter	210149 Meter = *M.* 16,801,375
oder	20,82	28,02 geogr. Meilen

Während im Osten Hamburgs die unreinen Abflüsse der Stadt Wandsbeck nach wie vor in die Wanse (den Eilbeck) und nach der Alster gehen, und nur die Wandsbecker Brauerei (Marienthal) auf Grund specieller Vereinbarung einen Anschluss an das Hamburger Sielnetz erworben hat, ist im Westen Hamburgs, in der Stadt Altona der Sielbau zwar gefördert und auch in der Stadt Ottensen mit Vorarbeiten zu demselben begonnen; die grosse Masse der unreinen Abflüsse der Stadt Ottensen und des unten näher bezeichneten I. Districts der Stadt Altona geht jedoch auch jetzt noch in unveränderter Weise durch den offenen Flusslauf des Isebeck in das Alstergebiet und die wegen Herstellung eines ordentlichen Abflusssiels begonnenen, in der Druckschrift von 1876 erwähnten Verhandlungen sind bislang nicht zum Abschluss gelangt.

Bis Ende 1879 wurden in Altona gebaut:

im I. District (mit beschränkter Benutzung)	2997,80	Meter,
» II. »	8567,14	»
» III. »	8718,42	»
» IV. »	3905,52	»
» V. »	738,56	»
Einzelsiele	559,30	»
	Zus. 25486,74	Meter.

Die Kosten haben inclusive der Wiederpflasterung der Strassen, der Aufsichts- und Bureaukosten betragen *M.* 1,037,069.

Badeplätze und Badeanstalten.

Die auf pag. 254 besprochene Wasch- und Badeanstalt auf dem Schweinemarkt, welche, nachdem nunmehr das Actiencapital durch Ausloosung vollständig getilgt ist, statutengemäss mit dem Jahre 1880 an den Staat fallen würde, hat durch den aus nachfolgender Uebersicht näher ersichtlichen neuen Vertrag mit dem Staate und der alten Hamburger Sparkasse die Verwaltung bis auf Weiteres behalten und baut nunmehr eine neue Volksbadeanstalt auf dem Schaarmarkt, für welche als wesentlichste Badeeinrichtung eine gedeckte Schwimmhalle in Aussicht genommen ist, wogegen die Zahl der Einzelbäder nur 40 beträgt und der Waschbetrieb, welcher bei den Hamburger Verhältnissen erfahrungsmässig nur von professionirten Wäscherinnen ausgenutzt wird, ganz eliminirt ist. Der disponible Flächenraum ist leider nicht gross genug, um eine zweite nur für Frauen bestimmte Schwimmhalle zu ermöglichen. Von Interesse ist der erfolglose Versuch gewesen, artesisches Wasser zu gewinnen. Das auf dem Schaarmarkt noch vorhandene Bohrloch reicht bis in eine Tiefe von 291 Meter und liefert ein bis über 9 Meter über den Marktplatz steigendes Wasser von 16 Grad Celsius, welches für Badezwecke zwar nicht schädlich, doch aber wegen seines Schwefelwasserstoffgeruchs für den Betrieb der Badeeinrichtungen ungeeignet erscheint. Deshalb ist ein Anschluss an die städtische Wasserversorgung vorgezogen.

Eine weitere gedeckte Schwimmhalle mit Alsterwasser ist von dem Besitzer des römischen Bades in der Theaterstrasse, Herrn Harder, als Actienunternehmen in Aussicht genommen, und endlich wird auch in Altona abseiten des Vereins zur Errichtung einer Wasch- und Badeanstalt eine neue öffentliche Anlage mit gedeckter Schwimmhalle und Wannenbädern beabsichtigt.

Ueber diese 3 Etablissements geben die nachfolgenden Collectaneen, welche sich den in der Vierteljahrsschrift für öffentliche Gesundheitspflege (2. Heft 1880) publicirten anschliessen, sowie die auf Tafel 2 dieses Nachtrags dargestellten Zeichnungen einige Auskunft.

I. Badeanstalt am Schaarmarkt mit gedeckter Schwimmhalle.

Architect H. Robertson.

Begonnen am 1. April 1880. Noch im Bau.

Eigenthümer. Actiengesellschaft »Gesellschaft der öffentlichen Wasch- und Bade-Anstalt.«

Maassgebende Gesichtspunkte. Nach 25jährigem Bestehen der alten Wasch- und Badeanstalt auf dem Schweinemarkt von derselben Gesellschaft, unter folgenden besonderen Bewilligungen und Bedingungen, gegründet:

1. Der Staat liefert den Platz und das Wasser unentgeltlich und überlässt der Gesellschaft die ferneren Ueberschüsse der alten Anstalt, welche statutengemäss jetzt an den Staat zu fallen hätten.

2. Die alte Hamburger Sparcasse stellt ein Capital von 150,000 ℳ. gegen 2 % Verzinsung der Gesellschaft zur Verfügung und

3. bringt die Gesellschaft ein Actien-Capital von 300,000 ℳ. auf, wovon 50 %, also 150,000 ℳ., gegen 4 % Verzinsung zum Bau der Anstalt eingeschossen werden, die andern 50 % dagegen als Garantie des Capitals der Sparkasse gelten.

Bebaute Grundfläche. Ca. 700 □Meter.

Baukosten. Inclusive Einrichtung ca. 315,000 ℳ., demnach pr. □Meter 450 ℳ.

Wasserbezug. Von der Stadtwasserkunst (unfiltrirtes Elbwasser) kostenfrei.

Art und Anzahl der Badeeinrichtungen. Ein Schwimmbassin mit kalten und warmen Douchen für Männer mit ca. 80 Ankleidezellen in 2 Geschossen, im Winter und Sommer zu benutzen,

7 Wannenbäder I. Classe für Männer,
13 » II. » » »
3 Cabinen für Douchen,
7 Wannenbäder I. Classe für Frauen,
13 » II. » » »

Ausserdem: eine Waschanstalt im Souterrain für die Anstaltswäsche, Directionszimmer, Casse, Wartesäle, 4 geräumige Wohnungen für Beamte, Kessel, Maschinen- und Kohlenräume.

Ergänzende Notizen. Schwimmhalle: Cabinen mit Umgang und Perron, Decke aus Wellblech und Glas. Wasserfläche 175 □Meter, Wasserinhalt 290 Cubikmeter, Wassertiefe 1,10—2,20 Meter in gleichmässigem Gefälle. Beständiger Zufluss von 15 Cubikmeter vorgewärmten Wassers pr. Stunde; Ablauf durch 24 Ueberläufe an den Seiten. Erwärmung des Wassers durch einströmenden Dampf aus zwei am Boden liegenden Rohren. Lufterwärmung, Dampfheizung. Bassinbekleidung weisse Kacheln, Fussboden Mosaikkunststein. Wannenbäder II. Etage: Englische Wannen mit geneigter Rückwand, glasirt, aus gebranntem Thon in einem Stück. Abtheilungswände theils Schiefer, theils Holz. Fussboden

Cement. Decken Wellblech. Erwärmung des Wassers in den Reservoiren durch Einströmung von Dampf. 2 Dampfkessel mit 6 Atmosphären Ueberdruck nach Root'schem System. 1 horizontale Dampfmaschine für den Betrieb der Wasch-Anstalt.

2. Harder's römisch-irische Badeanstalt mit Project einer gedeckten Schwimmhalle.

Grosse Theaterstrasse No. 42/43. Architecten: Hardorff & Nagel.

Maassgebende Gesichtspunkte. Das von Herrn Harder in Aussicht genommene Project bezieht sich auf Erbauung eines gedeckten Schwimmbassins, sammt einigen Wannenbädern im Garten der schon bestehenden römisch-irischen Badeanstalt, sowie einer Restauration mit Lese- und Billardzimmer im Vordergebäude für das badende Publikum.

Zur Aufbringung der Kosten sollen 280 Obligationen à 500 *M.* ausgegeben werden. Die Inhaber beziehen nach ihrer Wahl entweder 6 % p. a. Zinsen oder geniessen an deren Stelle ein freies Jahresabonnement. Amortisation in 19 Jahren durch Ausloosung von jährlich 2 % der Actien.

Bebaute Grundfläche des Anbaus 360 □Meter, der gesammten Anstalt incl. des Anbaus ca. 800 □Meter.

Baukosten. Der Anbau ist auf 140,000 *M.* veranschlagt.

Wasserbezug. Durch Aufpumpung aus der Binnenalster. Filtration in der Anstalt.

Art und Anzahl der projectirten Badeeinrichtungen. Ein $19,_{35}$ Meter langes und 8 Meter breites, im Winter und Sommer zu benutzendes Schwimmbassin mit einer warmen und 2 kalten Douchen, 50 Ankleidezellen in 2 Stockwerken. 5 Wannenbäder, 3 erster und 2 zweiter Classe.

In Aussicht genommene Tarife.

Preis eines einzelnen Schwimmbades	*M.* —.40,
Jahresabonnement für das Schwimmbad für Erwachsene	» 40.—,
» » » » » Kinder bis zu 14 Jahren	» 20.—,
Schwimm-Unterricht per Quartal	» 10.—.

Ergänzende Notizen. Schwimmhalle: Da die Ankleidezellen nur einen Ein- und Ausgang haben, ist ein besonderer Raum für vorherige Abgabe der Stiefel projectirt. Wände der Halle aus Mauerwerk mit Marmorverkleidung, Decke aus Holz und Eisen, Ober- und Seitenlicht. Bassinwände und Boden aus Kiesbeton mit Terrazzo bekleidet. Perron um 70 Centimeter überstehend, Terrazzo mit Cocosteppichen. Wasserfläche des Bassins $154,_{8}$ □Meter, Wassertiefe $0,_{70}$ Meter bis 3 Meter.

Wasserinhalt ca. 273 Cubikmeter. Beständiger Abfluss durch Ueberläufe ringsum an den Wänden. Beständiger Zufluss am Boden des Bassins und durch Cascaden 9—12 Cubikmeter per Stunde. Ausserdem 2—3 mal wöchentlich vollständige Entleerung und Reinigung durch einen Grundablass. Dampf- und Luftheizung.

3. Projectirte Bade-Anstalt in Altona mit gedeckter Schwimmhalle.

Architect A. Petersen.

Eigenthümer. Verein zur Errichtung einer Wasch- und Bade-Anstalt.

Massgebende Gesichtspunkte. Das noch in diesem Jahre zur Ausführung kommende Project, bezieht sich auf Erbauung einer Bade-Anstalt mit gedeckter Schwimmhalle an der Ecke der Bürgerstrasse und Mühlendamm in Altona. Die Mittel sind wie folgt beschafft:

Legat eines Verstorbenen	ℳ. 10,000
Geschenk der Sparkasse	» 66,000
von der Stadt gegeben der Bauplatz	
Projectirte Prioritäts-Anleihe	» 50,000

welchen an Ausgaben gegenüberstehen:

der Bau nebst Inventar	ℳ. 120,000
Betriebscapital zum Anfang	» 6,000
	ℳ. 126,000

Bebaute Grundfläche. Circa 780 □Meter.

Baukosten. Veranschlagt auf ℳ. 120,000.

Wasserbezug. Durch Röhren-Brunnen (Grundwasser).

Art und Anzahl der Badeeinrichtungen. Ein Schwimmbassin mit 50 Ankleidezellen in 2 Geschossen, im Winter und Sommer zu benutzen. Länge des Bassins 13 Meter, Breite 8,5 Meter.

1	Douchensaal,			
6	Wannenbäder	I.	Classe	für Männer,
4	do.	I.	»	» Frauen,
12	do.	II.	»	» Männer,
8	do.	II.	»	» Frauen.

Ergänzende Notizen. Schwimmhalle: Ankleidezellen mit äusseren Umgängen, so dass der Perron nur mit nacktem Fusse betreten wird. Wände der Halle mit gelbem Backstein verblendet, Dach von Eisen und Holz. Perron 55 Centimeter weit überstehend mit Lattenbelag und Geländer. Griffstange unter der Auskragung des Perrons. Bassin 110,5 □Meter Wasserfläche. Wassertiefe 1,15 Meter bis 1,85 Meter in gleichmässigem Gefälle. Wasserinhalt 150 Cubikmeter. Bassinwände mit gelben Klinkern verkleidet, Boden mit geriffelten Thonfliesen. Erwärmung des Wassers bei Neufüllung durch direct eingeführten Dampf, beständiger Zufluss von erwärmtem Wasser. Ueberläufe und Spucknäpfe an den Bassinwänden. 4 Brausen, kalt und warm.

Wannenbäder I. Classe im Hochparterre: Wände verputzt, Fussboden aus Mettlacher Platten, glasirte Thonwannen mit Brausen. II. Classe im erhöhten Souterrain: mit 2,30 Meter hohen gemauerten Scheidewänden, Cementwannen, Cementfussboden mit Lattenbelag. Dampfheizung; 2 Cornwallkessel 1,4 Meter Durchmesser und 5 Meter lang.

Neuere Schulbauten.

(Seite 255 ff.)

Entsprechend dem stetig steigenden Bedürfniss ist seit dem Jahre 1876 mit der Erbauung neuer Volksschulen rüstig fortgefahren worden. In einzelnen Bezirken erlaubten die vorhandenen Anstalten eine Vergrösserung durch An- resp. Aufbauten; in anderen Districten bot disponibler, dem Staate gehöriger Grund und Boden Gelegenheit zur Aufführung vollständig neuer Gebäude. Zu den vorhandenen Classen sind im Laufe der letzten Jahre, wie aus der umstehenden Tabelle ersichtlich, hinzugetreten 118 Stück, von denen in Neubauten untergebracht sind 75, in An- resp. Aufbauten bei Schulen der neueren Bauperiode 27, und in An- resp. Aufbauten bei älteren Volksschulen 16 Stück. Die meisten neu beschafften Classen sind bereits in Benutzung genommen; der Vollendung sehen noch entgegen und sollen theils im laufenden Jahre, theils in 1881 der Oberschulbehörde übergeben werden: die neuen Schulhäuser am Louisenweg in Hamm und an der Mühlenstrasse No. 3/4, sowie die An- resp. Aufbauten in der Osterstrasse in Eimsbüttel, in Borgfelde und in Hohenfelde.

Bezüglich der abseiten der Bau-Deputation unter Leitung des Bau-Director Zimmermann beschafften Ausführung sind dieselben Principien beobachtet, die bei der Erbauung der Schulen in der Periode von 1873—76 zu Grunde gelegen haben.

Die höhere Bürgerschule vor dem Holstenthor, erbaut in den Jahren 1876 bis 1878, Architect: Baudirector Zimmermann, hat einen

Laufende No.	Bezeichnung der Schule	Jahr der Erbauung	Zahl der Schüler	Cubikraum für den Schüler im Schulzimmer	Art der Heizung	Art der Ventilation	Art der Schultische	Reine Baukosten excl. Inventar	Bemerkungen
1	Volksschulhaus Uhlenhorst	1877	6 Classen	3,36 Cubikmeter	Oefen	—	Modificirtes Fahrnersystem	M. 43200	Aufbau auf 6 bereits vorhandene Classen.
2	do. in Steinwärder ..	1877	6 »	do.	do.	—	do.	» 34700	do.
3	do. am Nagelsweg ..	1877/78	8 »	do.	Central-Luftheizung	Aspirations-Ventilation	do.	» 70500	Anbau an 16 bereits vorhandene Classen.
4	do. an der Stift- und Minenstrasse ...	1877/78	5 »	do.	do.	do.	do.	» 34500	An- und Aufbau von 5 Classen zu 8 bereits vorhandenen.
5	do. an der Hohestr...	1877/78	6 »	do.	do.	do.	do.	» 47100	Anbau von 6 Classen an 5 bereits vorhandene.
6	do. an der Jägerstr...	1878/79	14 »	do.	do.	do.	do.	» 137600	Neubau (mit Turnhalle)
7	do. an der Stresowstr.	1878/79	12 »	do.	do.	do.	do.	» 129400	do.
8	do. in Eppendorf...	1878/79	12 »	do.	Oefen	—	do.	» 93900	do.
9	do. an der Hopfenstr.	1879/80	13 »	do.	Central-Luftheizung	Aspirations-Ventilation	do.	» 128600	do. do.
10	do. am Louisenweg.	1879/80	12 »	do.	do.	do.	do.	» 139100	do.
11	do. an der Osterstr..	1880	4 »	do.	Oefen	—	do.	» 19100	Ausbau der Lehrerwohn. zu 4 Classen, wodurch Vergröss. des 8cl. Geb. zu einem 12classigen.
12	do. in Hohenfelde ..	1880	4 »	do.	Central-Luftheizung	Aspirations-Ventilation	do.	» 29600	Anbau von 4 Classen an 8 bereits vorhandene.
13	do. in Borgfelde	1880	4 »	do.	do.	do.	do.	» 28900	do.
14	do. an der Mühlenstr. No. 3/4	1880/81	12 »	do.	do.	do.	do.	» 115600	Neubau (mit Turnsaal)
			118 Classen (à i. m. 50 Schüler.)						

Kostenaufwand von ℳ. 395000 verursacht excl. der Inventarbeschaffung, für welche ca. ℳ. 35000 verausgabt worden sind.

Abgetrennt von dem Schulgebäude ist ein besonderes Wohnhaus für den Director, dessen Kosten in der obengenannten Summe mit inbegriffen sind, errichtet.

Das Hauptgebäude; als Viereck mit ca. 40 Meter Länge und 34 Meter Tiefe ausgebildet, umschliesst einen mit Glas überdeckten Hof von ca. 15—16 Meter Seite, ist in einfachem Ziegelrohbau unter Verwendung von gelben Verblend- und Formsteinen, sowie von Sandstein für die Gesimse etc. aufgeführt und enthält in 3 Geschossen 20 Classen für ca. 800 Schüler mit 4,2—4,5 Cubikmeter Luftraum pro Schüler. In dem nordöstlichen Trakt des Gebäudes liegt unter Benutzung der Höhen des Souterrains und des Erdgeschosses die Turnhalle mit 250 □Meter Grundfläche, und über derselben in gleicher Ausdehnung die Aula mit ca. 9 Meter Höhe, das erste und zweite Stockwerk durchschiessend.

Ausser den vorerwähnten Classenzimmern für den laufenden Unterricht enthält das Gebäude im Erdgeschoss eine besondere Classe für Chemie mit daranstossendem Laboratorium, eine Classe für Physik und zugehöriges Apparatenzimmer, das Bureau des Directors nebst Warteraum und neben dem Eingang das Dienstzimmer des Schuldieners.

Ausserdem befinden sich im ersten Stock neben den Classen ein Zimmer für Lehrmittel, die Bibliothek, ein Conferenz- und ein Lehrerzimmer, sowie im 2. Stock ein Zeichensaal von 67 und ein Gesangs-Saal von 46,5 □ Meter Grundfläche und ein zweites Lehrerzimmer.

Mit Ausnahme des überdeckten Hofes ist das ganze Gebäude unterkellert, und bietet der von der Turnhalle nicht beanspruchte Theil genügenden Raum zur Unterbringung einer kleinen Wohnung für den Schuldiener, der Retiraden, der Heizkammern und der erforderlichen Kohlengelasse.

Das Gebäude ist mit Centralluftheizung und Aspirationsventilation versehen. Zur Wärmeerzeugung dienen 6 Calorifères nach dem System von Rietschel & Henneberg.

Das Central-Gefängniss bei Fuhlsbüttel,

erbaut in den Jahren 1876—1879 abseiten der Bau-Deputation unter Leitung des Bau-Director Zimmermann, ist zur Aufnahme von 600 Gefangenen bestimmt. In ca. 10 Kilometer Entfernung von der Mitte der Stadt und mit einer Höhenlage von 45—47 Meter über dem Nullpunkt des Elbpegels gelegen, umfasst dasselbe ein Terrain von ca. 78100 □ Meter.

Die ganze Anstalt ist von einer 5 Meter hohen Ringmauer umgeben und hat nur einen Zugang durch ein an der Nordwestfront belegenes Thor und Wachtgebäude.

Innerhalb der Mauern befinden sich:

1. Das Verwaltungsgebäude mit darüber liegendem Kirchenraum, und verbunden mit demselben durch eine achteckige Centralhalle das Männergefängniss, bestehend aus 3 Flügeln, von denen zwei zur Aufnahme von zusammen 160 Isolirgefangenen dienen, der dritte in der Axe des Verwaltungsgebäudes 240 Gefangene in gemeinschaftlicher Haft aufnimmt.

An die Giebel der Isolirhöfe schliessen sich je 12 Einzelspazierhöfe. Die Centralhalle, von deren Mitte sämmtliche 3 Corridore beobachtet werden, trägt das Hauptwasserreservoir für die ganze Anstalt.

2. Das Männerkrankenhaus, sowie das Gefängniss für jugendliche Gefangene, jedes auf besonderem Hofe, ersteres mit 40 Betten ausgestattet, letzteres zur Aufnahme von 50 Insassen bestimmt und mit Schulraum versehen.

3. Das Weibergefängniss zur Unterbringung von 150 Gefangenen theils in gemeinschaftlicher, theils in Isolirhaft, das Wohngebäude für das weibliche Aufsichtspersonal und das Oeconomiegebäude mit Maschinen und Kesselhaus, alle drei Complexe in abgesondertem Hofe. Die in dem Oeconomiegebäude belegene Küche ist mit Dampfkochapparaten versehen. Zur Verhütung einer Communication zwischen weiblichen und männlichen Gefangenen werden Speisen, Wäsche etc. nach der Männerseite vermittelst eines Tourniquets befördert.

Die Gefängnissräume sind durchweg mit gewölbten Decken und Asphaltfussböden versehen, für die Dächer ist Eisenconstruction und verzinktes Eisenwellblech angewandt worden. Die Männer-Isolirzellen enthalten 28,5, die Weiber-Isolirzellen 35 Cubikmeter Luftraum, in den Arbeits- und Schlafsälen entfallen pro Kopf 15,5 Cubikmeter. Für die Schlafsäle ist das Princip der Schlafboxes durchgeführt, welche aus gewelltem Zinkblech, vorn und oben vergittert, und mit verschliessbarer Thür hergestellt sind. Jede Zelle ist mit Gas beleuchtet, enthält ein Watercloset und hat Zapfhähne für Wasch- und Trinkwasser.

Sämmtliche Gefängnissgebäude werden mittelst Heisswasserheizung erwärmt, mit welcher Aspirationsventilation verbunden ist; nur für den Kirchenraum ist Luftheizung angewandt worden.

Die Wasserversorgung erfolgt aus Brunnen auf dem Anstaltsterrain, aus denen das Wasser mit Maschinenkraft in das Hauptreservoir in der

Centralhalle gepumpt und von wo aus die Vertheilung mittelst Rohrleitungen in die einzelnen Gebäude bewirkt wird.

Sämmtliche Abflüsse der Anstalt werden durch ein Sielsystem gesammelt und zur Berieselung eines für diesen Zweck hergerichteten nach der Alster abfallenden Terrains benutzt. Die Anlagen für die Heizung, Ventilation, die Dampfküche etc. sind von der Firma Haag in Augsburg ausgeführt und functioniren in jeder Beziehung zufriedenstellend.

Ausserhalb der Ringmauer sind die Dienstwohnungen der Anstaltsbeamten gelegen und zwar sind in den Häusern:

No. 1 der Director,
» 2 der Geistliche und der Ober-Inspector,
» 3 der Rechnungsführer und zweite Inspector,
» 4 der Registrator und zwei Lehrer,
» 5--12 je vier Unterbeamte

untergebracht worden.

Unter derselben Verwaltung mit dem Centralgefängniss steht die ehemalige Filiale des Werk- und Armenhauses (Seite 289), welche südlich von der Hauptanstalt gelegen, in eine Correctionsanstalt umgewandelt worden ist.

Die Gesammtbaukosten für das Central-Gefängniss incl. der Beträge für die Herrichtung der Correctionsanstalt haben sich excl. der Inventarbeschaffungen auf ca. 2,400,000 ℳ. belaufen.

In Folge der vorerwähnten Umwandlung mussten die bisherigen Insassen der qu. Filiale translocirt werden und ist ein Theil derselben, soweit er unter die Kategorie der arbeitsunfähigen Siechen entfällt, nach der Friedrichsberger Anstalt übersiedelt worden, während für die übrigen durch einen Neubau auf dem Terrain des Werk- und Armenhauses zu Barmbeck Platz geschaffen worden ist.

An der Grenze des Grundstückes der letzgenannten Anstalt gegen den Eilbeckcanal und gegenüber dem Waschhause ist ein Doppelgebäude mit überdecktem Verbindungsgange hergestellt worden, in welchem Platz zur Unterbringung von 150 Inquilinen vorhanden ist.

Während das Vordergebäude im Parterre und einem darüber gelegenen Stockwerk je 2 Arbeitssäle für je 38 Personen enthält, dient das rückwärtige Gebäude ebenfalls mit 4 Sälen ausschliesslich als Schlafraum für die Inquilinen. Die Räume des oberen Stockwerks liegen unmittelbar unter dem Holzcementdach.

Zugänglich vom Verbindungsgang befinden sich die Aborte, sowie eine kleine Kesselanlage zur Bereitung heissen Wassers.

Die Erwärmung der Räume erfolgt durch Oefen.

Die Baukosten excl. der Inventarbeschaffung haben sich auf rot. 100,000 *M.* belaufen.

Beerdigungswesen. Kirchhöfe. Leichenhäuser.

Die von dem Ober-Ingenieur Meyer auf Seite 262—69 gemachte Mittheilung über den in Neuanlage begriffenen Ohlsdorfer Centralfriedhof für Hamburg wird von ihm dahin ergänzt, dass dieser Friedhof inzwischen am 1. Juli 1877 nach dem System der Einzelbeerdigung eröffnet worden ist. Zu diesem Zwecke wurde eine 6 Hectaren umfassende Parcelle des ca. 100 Hectaren grossen Areals eingetheilt und durch Parkwege zugänglich gemacht, nachdem in einem alten Bauernhause am Eingange des Friedhofsareals eine provisorische Kapelle mit Leichenkammer und Warteraum, nebst Wohnung und Bureau des Friedhofsaufsehers eingerichtet war, welches letztere mit dem Friedhofsbureau in der Stadt eine telegraphische Verbindung erhielt.

Zuerst wurden nur die aus den öffentlichen Anstalten kommenden Leichen (allgemeines Krankenhaus, Werk- und Armenhaus, Irrenanstalt, Kurhaus etc.) auf dem neuen Friedhofe bestattet. Der Leichentransport nach dem Friedhofe wird bis heute durch einen Fuhrwerksbesitzer nach vorgeschriebenem Tarife mittelst Fourgeons auf der Landstrasse besorgt. Eine gleichzeitig eingerichtete Omnibuslinie für Kirchhofsbesucher wird in diesem Jahre durch eine die beiden Alsterufer umschliessende Pferdebahn ersetzt, deren Uebernehmer sich auch zur Uebernahme des Leichentransports verpflichtet haben. Eine Locomitiveisenbahn ist noch nicht vorhanden.

Von den Privaten wurde die neue Friedhofsanlage nur ausnahmsweise in Anspruch genommen, da ihnen einerseits noch keine Familien- und Einzelgräber ausgewiesen werden durften, andererseits noch die Benutzung der in grösserer Nähe der Stadt gelegenen alten Begräbnissplätze zustand. Bei der fortschreitenden Anfüllung dieser letzteren wurde im Januar 1879 die Neubelegung von Grabstellen auf sämmtlichen vor dem Dammthor befindlichen Friedhöfen (Seite 263) untersagt und der Ohlsdorfer Friedhof gleichzeitig für Einzel- und Familiengräber freigegeben.

Der Tarif bestimmt für den Ankauf

eines Einzelgrabes	*M.* 10
» Familiengrabes pr. Grabstelle:	
für ein Ehepaar	» 15
für den Erwerber, dessen Ehefrau und Kinder	» 30
für den Erwerber, dessen Ehefrau, Kinder und Kindeskinder	» 40
für die Prolongation der Ruhezeit auf 25 Jahre pr. Grabstelle	» 10

Die Ruhezeit ist für Einzel- und Familiengräber zu 25 Jahren angenommen.

Die Beerdigungsgebühren betragen:

für Beerdigung im gemeinschaftlichen Grabe ...... *M.* 8
» » » Einzel- und Familiengrabe ..... » 20
» Kinder bis zu 1 Jahr ist der vierte Theil,
» » » » 5 Jahren die Hälfte dieser Sätze zu entrichten.

Die Verwaltung des neuen Friedhofs, welche von einer Senats- und Bürgerschafts-Commission zuerst unter Assistenz der Bau-Deputation gehandhabt wurde, ist durch obigen Beschluss vom Januar 1879 einer besonderen staatlichen Friedhofsverwaltung übertragen. Mit dem wachsenden Bedürfniss schreiten die baulichen Einrichtungen und Anlagen in einfacher Weise fort. Sie werden in einem solchen Rahmen gehalten, dass sie nach Lage und Terrainbeschaffenheit der Ausführung eines einheitlichen Friedhofsplans keine Schwierigkeiten bereiten, Die Ausführung eines solchen Gesammtplans hängt von einer Reihe noch nicht erledigter (zum Theil sanitairer und confessioneller) Fragen ab, welche augenblicklich an massgebender Stelle berathen werden.

Ergänzungen zum Abschnitt IX:

Die Krankenanstalten.

Die Irrenanstalt Friedrichsberg.

Die bereits auf Seite 277 erwähnten, theilweise noch im Jahre 1876 in Angriff genommenen Bauten für eine Irrensiechen-Anstalt, Architect: Bau-Director Zimmermann, sind inzwischen beendet und im Jahre 1878 successive in Benutzung genommen worden.

Zu denselben gehören zunächst 8 Gebäude zur Aufnahme von je 60 Irrensiechen. Die Häuser sind im Norden und Nordosten des Hauptgebäudes der Anstalt erbaut und liegen mit ihren Längsfronten nach Süden und Norden. Drei davon sind zur Aufnahme von Männern, fünf für Weiber bestimmt, beide Gruppen werden durch ein Beamtenwohnhaus und die Beamtengärten getrennt. Erbaut sind die Häuser nach zwei verschiedenen Modellen, je nachdem dieselben mit ruhigen und bettlägerigen, oder mit unruhigen und epileptischen Siechen zu belegen sind.

Die Häuser der ersten Categorie (davon eines für Männer und drei für Weiber) enthalten ausser den erforderlichen Closets, Badezimmern pp. im Erdgeschoss 2 Schlafsäle à 15 Betten, einen Tagsaal als gemeinschaftlichen Wohnraum, einen Arbeits- und Utensilienraum und im ersten Stock für bettlägerige Sieche 3 Schlafsäle à 10 Betten, ein Wärterzimmer, die Theeküche pp.

Die Gebäude der zweiten Categorie, für unruhige und epileptische Sieche (davon 2 für Männer und 2 für Weiber), sind wie die vorigen mit Erdgeschoss und nur einem Stock erbaut, sie enthalten im Parterre 6 Schlafzimmer für je 5 Betten, einen gemeinschaftlichen Wohnraum für 30 Personen, 2 Isolirzellen, Closets, Magazine pp. und im ersten Stockwerk annähernd dieselben Räumlichkeiten, ausserdem aber noch Badezimmer und Theeküche.

Beide Gattungen von Häusern sind unterkellert und werden durch Centralluftheizung erwärmt. Die Räume des oberen Stockwerks liegen unmittelbar unter dem Holzcementdach.

Unmittelbar neben dem Haupteingang zur Irrensiechen-Anstalt liegt das Beamtenwohnhaus mit 2 Zimmern für den Portier und einer Dienstwohnung für den Oberwärter im Parterre, sowie der Wohnung des Arztes im ersten Stock.

Ausser den vorgenannten Neubauten ist die Anstalt durch Errichtung eines zweiten Irrenpensionats-Gebäudes vergrössert worden, welches südlich von dem Hauptgebäude und in symmetrischer Lage zu einem bereits vorhandenen Pensionatsgebäude gelegen, mit geringen Ausnahmen, wohin die Umänderung der Aborte in Waterclosets zu rechnen ist, genau nach dem Muster des Ersteren erbaut worden ist.

An sonstigen Neu- und Umbauten derselben Anstalt aus neuerer Zeit ist noch zu erwähnen:

Die Aufführung eines Kuhstalles für 30 Kühe mit Schlachthaus, Knechte-, Futterkammer etc.

Der Neubau eines Waschhauses mit Trockenvorrichtungen und die Einrichtung des früheren Waschhauses der Anstalt zu einer Küche mit Dampfbetrieb.

Sämmtliche vorerwähnten Bauten incl. der mit denselben verbundenen Terrainregulirungen, Gartenanlagen, Einfriedigungen etc. haben einen Kostenaufwand von ℳ. 1,016,600 verursacht.

Druck von Ackermann & Wulff in Hamburg.

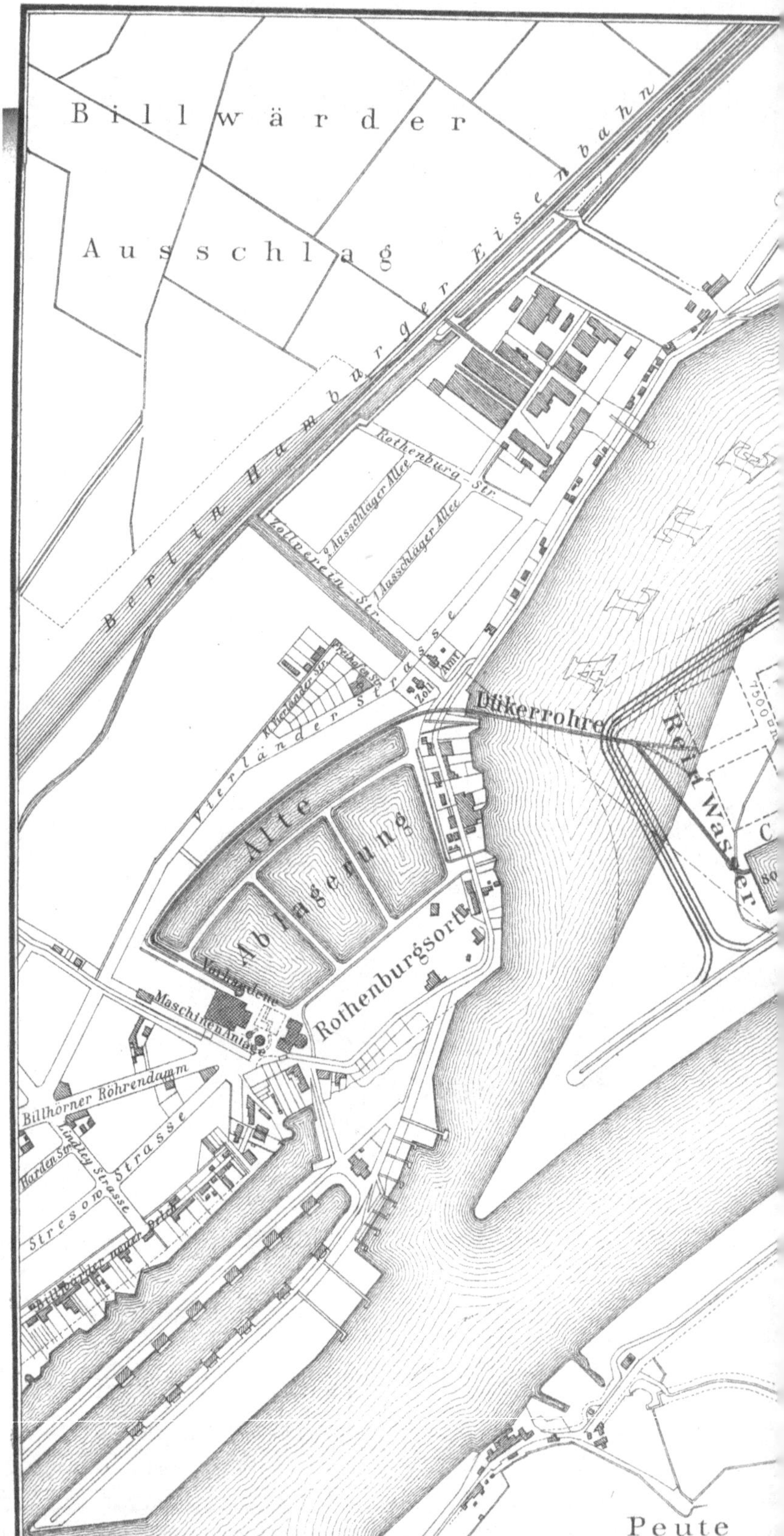
Billwärder
Ausschlag
Berlin Hamburger Eisenbahn
Rothenburg-Str.
Ausschläger Allee
Zollverein-Str.
Vierländer Strasse
Zoll Amt
Dükerrohre
Alte Ablagerung
Rothenburgsort
Maschinen Anlage
Billhorner Röhrendamm
Stresow Strasse
Lindley Strasse
Peute

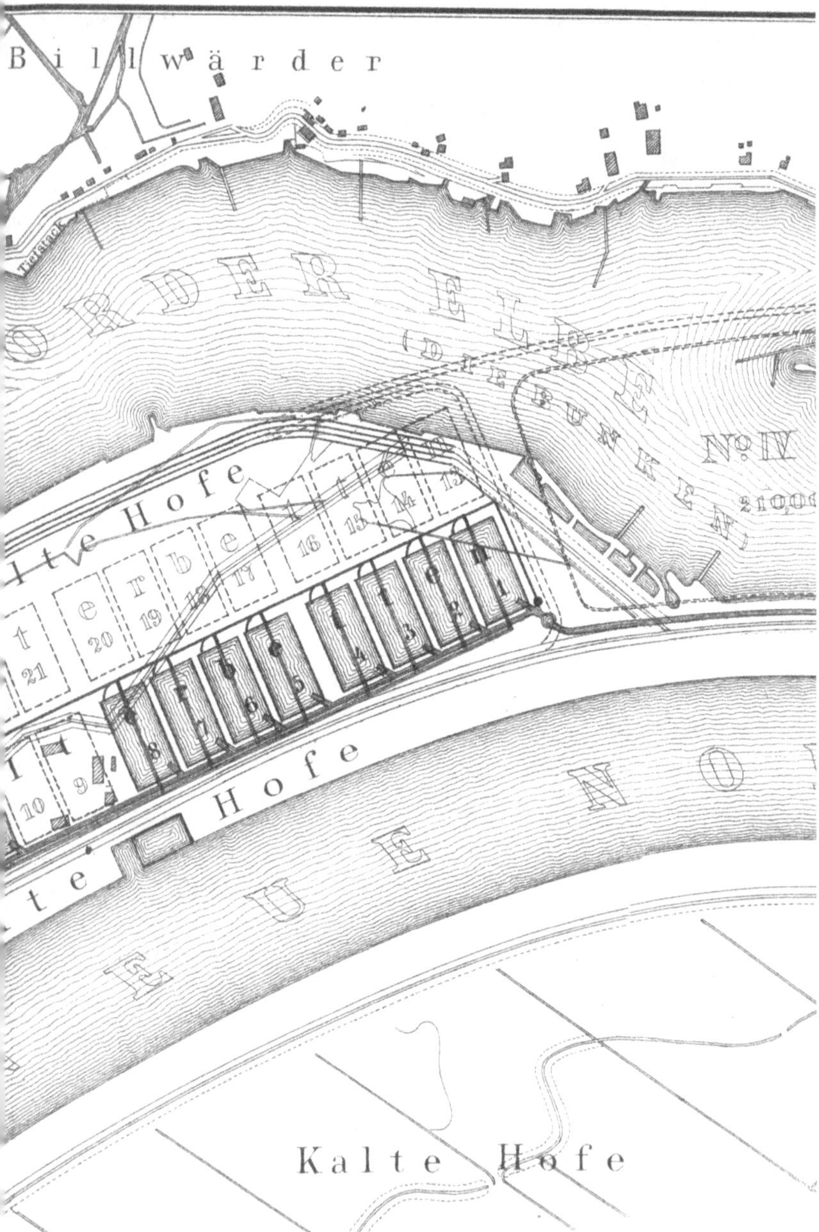

B i l l w ä r d e r
Kalte Hofe
Nº IV
PROJ
ei
FILTRATIO
für
WASSERVERSORGUNG HA
Bearbeitung v
100 50 0 100 200 300 400 500

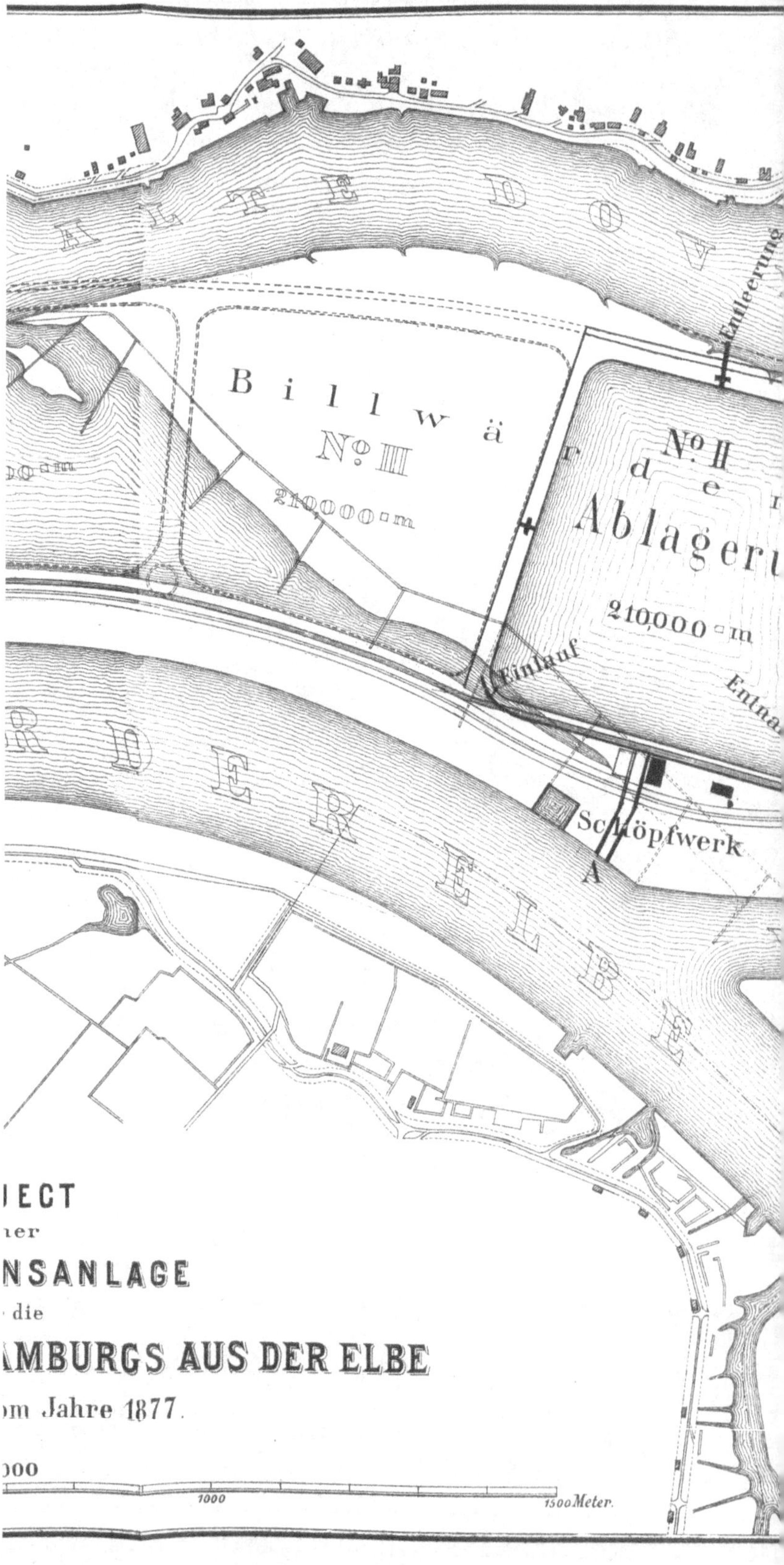
ALTE DOV
Entleerung
Billwä
No. III
210,000 □m
No. II
rder
Ablager
210,000 □m
Einlauf
Entna
RDER ELBE
Schöpfwerk
A
JECT
ner
NSANLAGE
die
AMBURGS AUS DER ELBE
om Jahre 1877.
000
1000
1500 Meter.

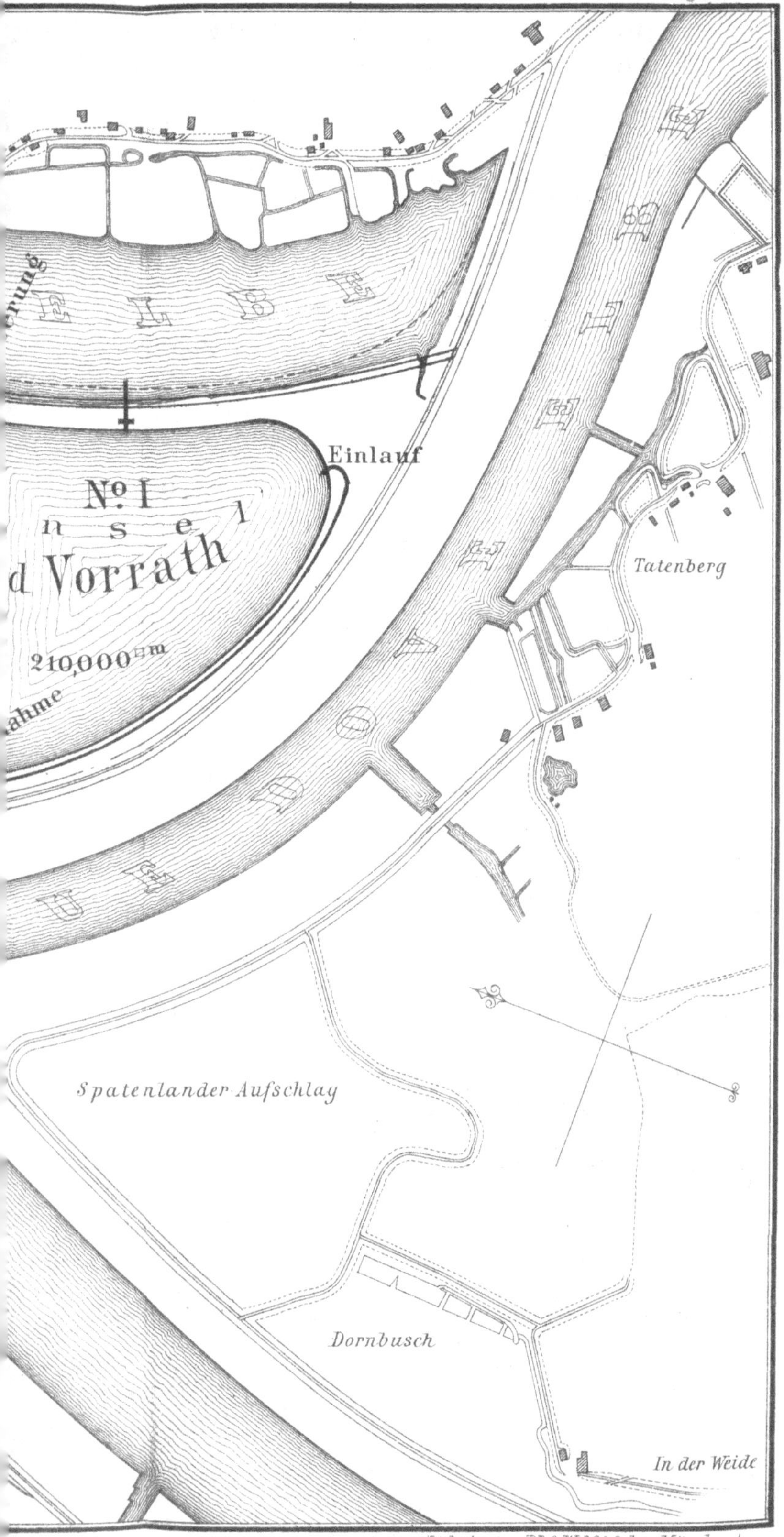

Lith. Anst. v. Dr C. Wolf & Sohn, München.

Projectirte Badeanstalt in Altona mit gedeckter Schwimmhalle.

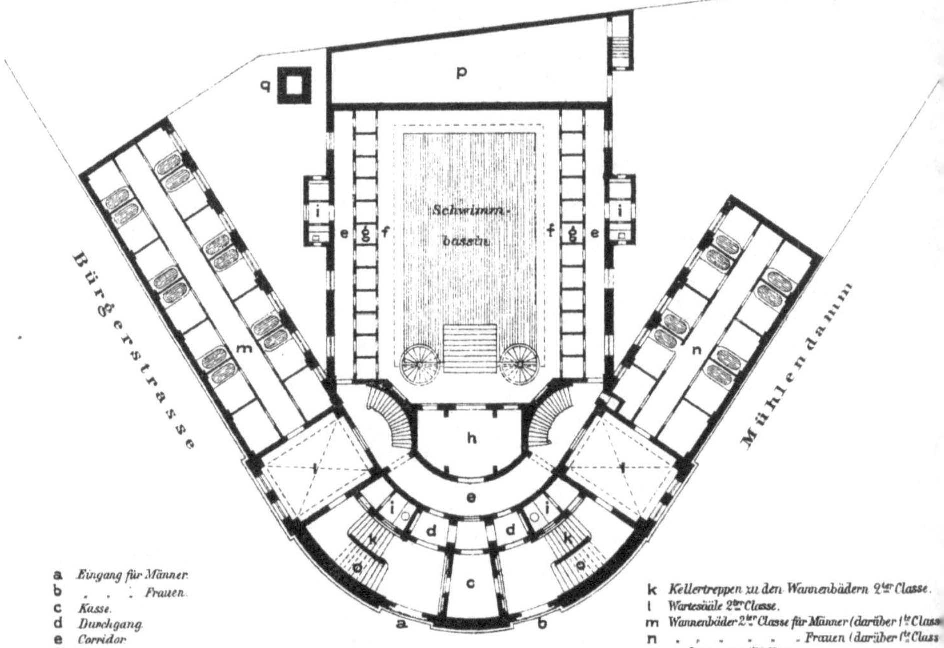

a Eingang für Männer.
b " " Frauen.
c Kasse.
d Durchgang.
e Corridor.
f Perron.
g Auskleidekabinen (in 2 Etagen).
h Douchen.
i Closets.

k Kellertreppen zu den Wannenbädern 2ter Classe.
l Wartesääle 2ter Classe.
m Wannenbäder 2ter Classe für Männer (darüber 1te Class
n " " " " Frauen (darüber 1te Class
o Aufgang zur 1ten Classe.
p Maschinen und Kessel.
q Schornstein.
Inspectorwohnung über dem Eingang und Tr

Harder's Römisch-irische Badeanstalt in Hamburg mit dem Project einer gedeckten Schwimmhalle.

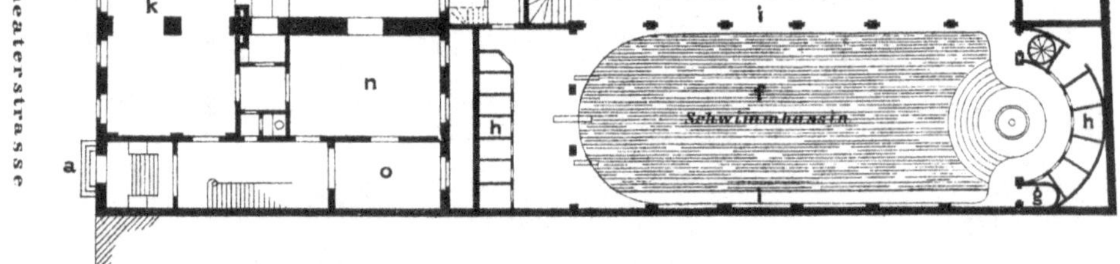

a Eingang. b Casse. c Vorzimmer. d Vorhandene röm. Bäder. d1 Kessel. e Abgabe der Stiefel.
f Projectirte Schwimmhalle. g Douchen. h Auskleidecabinen in 2 Etagen. i Perron. k Restauration.
l Buffet. m Lesezimmer. n Billardzimmer. o Privatzimmer.

1 : 400

1 m 0 1 2 3 4 5 6 7 8 9 10 20 30 40 Meter

Lith. Inst. v. J. Kohler, Hamburg

Badeanstalt auf dem Schaarmarkt in Hamburg mit gedeckter Schwimmhalle.

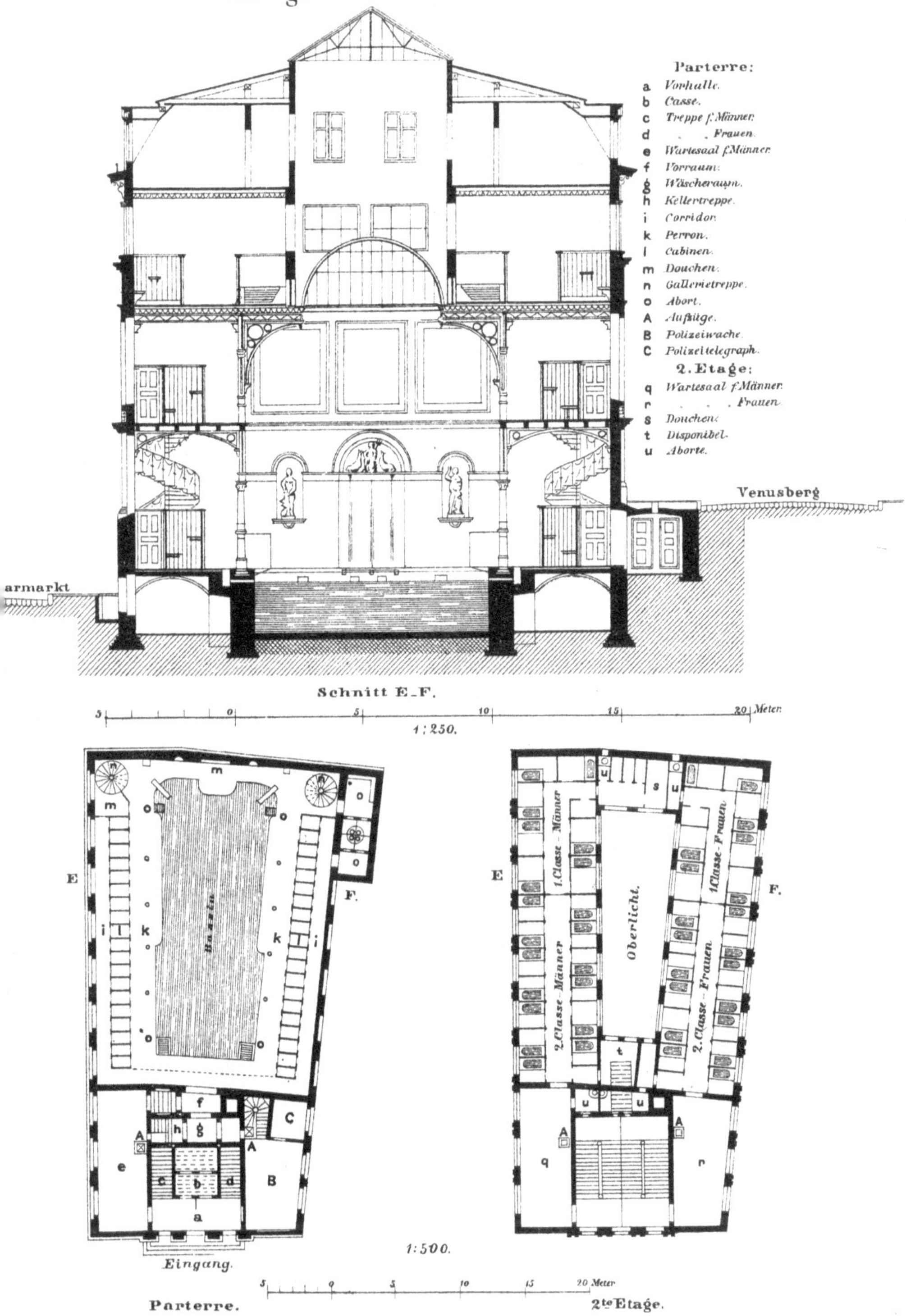

hsen & Co

MIX
Papier | Fördert gute Waldnutzung
FSC® C083411

Zeitfracht Medien GmbH
Ferdinand-Jühlke-Straße 7
99095 Erfurt, Deutschland
produktsicherheit@kolibri360.de